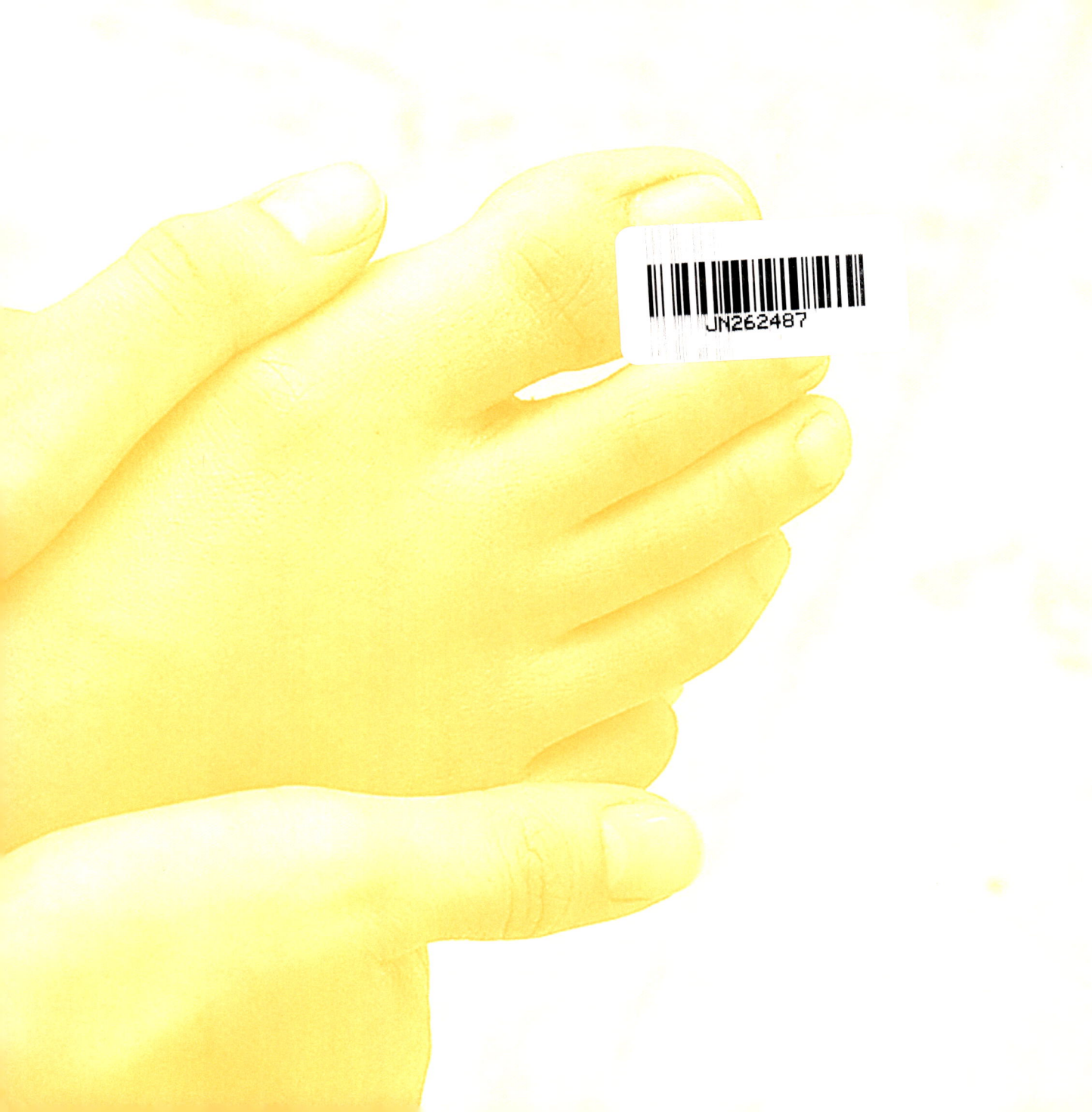

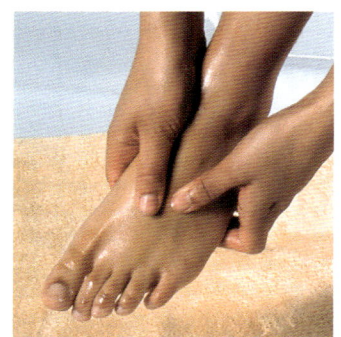

home spa
feet

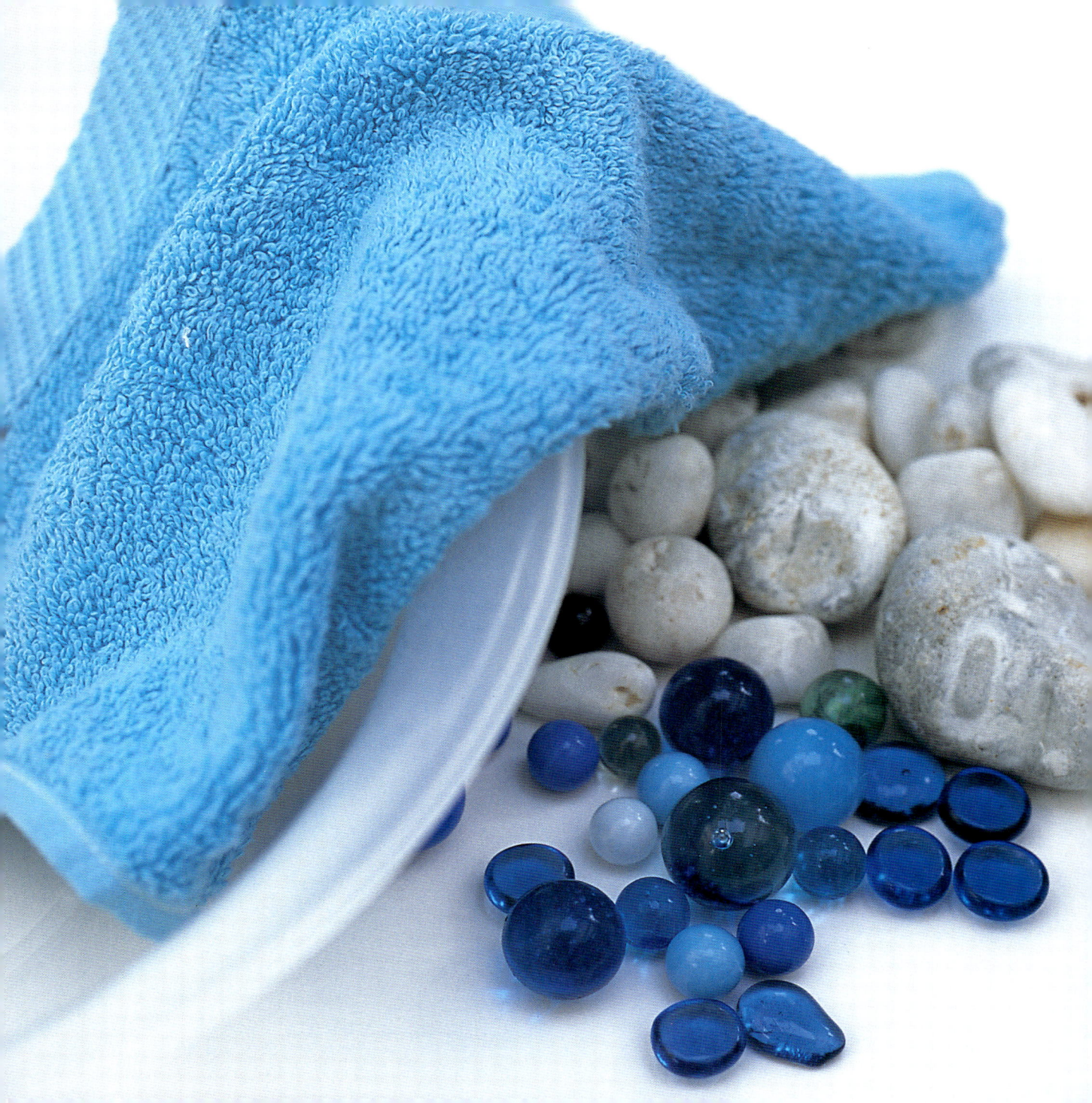

home spa
足を癒す

フットバス、スクラブ、潤い補給、
リフレクソロジーやマッサージなどの
ささやかなぜいたくで、
足の疲れをやわらげ、回復させる

トレイシー・ケリー 著
ハーパー保子 訳

This edition is published by Lorenz Books

Lorenz Books is an imprint of Anness Publishing Ltd
Hermes House,
88–89 Blackfriars Road,
London SE1 8HA

© Anness Publishing Ltd 2004

All rights reserved. No part of this publication may be reproduced, stored in a retrieval system, or transmitted in any way or by any means, electronic, mechanical, photocopying, recording or otherwise, without the prior written permission of the copyright ho.der.

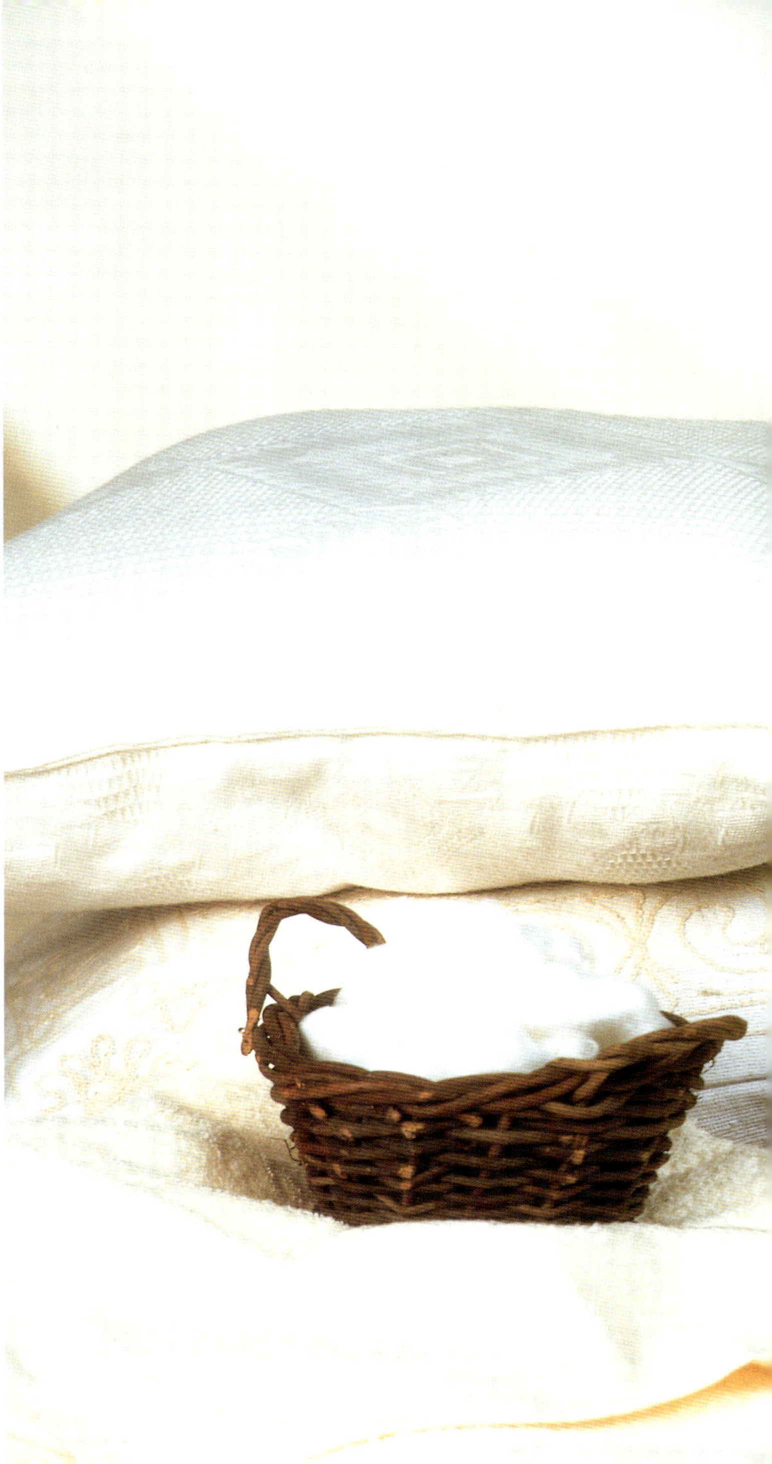

NOTE
著者及び出版社は本書に収められた指示の正確さと安全性には万全を期しておりますが、健康上の問題がある方は、かかりつけの医師か理学療法士にご相談ください。本書は医師の診断の代わりになるものではありませんので、専門家の指示のもとにご使用ください。

目 次

足をいたわりましょう	6
足から始まる健康	**8**
理想的な姿勢	10
土踏まずを強化するピラティス	12
足をしなやかに	14
血行をよくするエクササイズ	16
フットマッサージの基本	18
健康を回復させるリフレクソロジー	20
ホームスパのトリートメント	**22**
フットケアのオアシス作り	24
毎日のウォームアップ	26
足を即座に生き返らせる	28
皮膚の角質をやわらかくする	30
ストレス緩和の力強い味方	32
トレーニング後のエクササイズ	34
免疫力を高める指圧	36
ペディキュアで美しく	38
心を落ち着ける　ベッドタイムのマッサージ	40
元気を取り戻すレシピ	**42**
植物を用いたフットバス	44
フットスクラブで肌をすべすべに	46
血行を刺激する　アロマセラピーのオイル	48
ハーバルフットクリーム	50
肌を落ち着かせるフットパウダー	52
栄養たっぷりのマスク	54
抗菌作用のあるハーブのフットバス	56
高血圧を下げるレシピ	58
栄養たっぷりの　ラベンダーのモイスチャライザー	60
香りのよいフットスプレー	62
索引	64

足をいたわりましょう

人は一生のあいだに地球5周分もの距離を足で移動するといいます。
そんな働きものの足のために、毎日少しだけ手入れの時間をさきましょう。

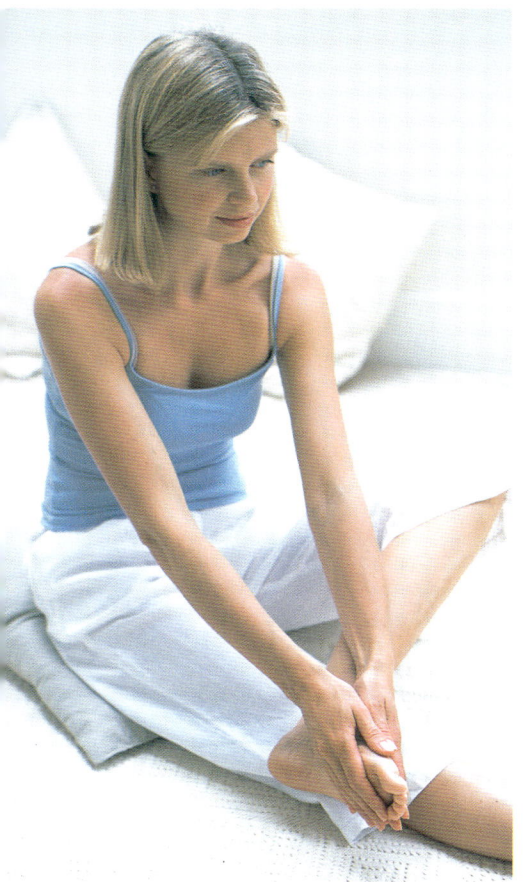

上：きちんとケアをすると足の柔軟性が増し、痛みが起こりにくくなります。

本書の狙いは、足を健康な状態にするための方法をご紹介することです。足がしっかりと地につき、呼吸できるように、ゆったりした快適な靴をはくことから始めましょう。足は全身を支えてバランスをとっていますから、こまめに手入れをし、よい姿勢をとることで疲労や痛みを減らすことができます。

毎日のケア

激しい運動や手入れを行う前、あるいはこれから長時間立ったままでいるというときには、かならず簡単なストレッチで筋肉をウォームアップしましょう。シンプルなエクササイズを毎日いくつか行うと足の強度と柔軟性が増し、怪我や捻挫を防ぐことができます。

ピラティスでは、足が体重の配分に重要な役割をはたすと考えられています。穏やかな動きを使って、爪先から上に向かって力強いラインを作り出し、首から背骨、腰のラインを正しくととのえます。

足の元気を取り戻すケア

一人の場合もパートナーに手伝ってもらう場合も、マッサージは足を回復させると同時に全身をリラックスさせるすばらしい方法です。マッサージだけでなく、リフレクソロジーや指圧のように広く行われている療法は、ホリスティックな治療の手段として足を扱ってきました。次のセクションから、こり固まった筋肉をほぐし疲れをやわらげるもの、活力と回復力を高めるものなど、穏やかなエクササイズを幅広く取り上げています。

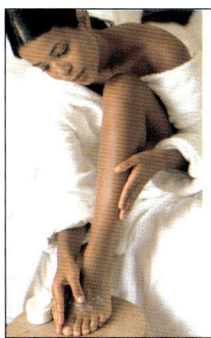

足の手入れをしましょう

- こまめに潤いを補給しましょう。かかと、足首、足指の側面とつけ根は特に念入りに。
- 砂の中を歩きましょう。足と脚の筋肉を鍛えるのに最適です。
- 海の中で足をバタバタさせたり、冷水を足の上に流したりして、血液の循環を刺激しましょう。
- 日焼け止めを塗りましょう。足にも紫外線対策が必要です。

足によみがえる活力

さまざまなフットケアを試し、足に活力が戻ってくる感覚を楽しみましょう。ミニマッサージや血液の循環をよくするマッサージは足を柔軟にし、フットバスやスクラブは足裏の皮膚を柔らかくして生まれ変わらせてくれます。運動のあとのクールダウンも大事です。指示にしたがい、エクササイズで緊張した筋肉をほぐしてください。

最高の状態にある足には、おしゃれが似合います。健康な足を飾るのにぴったりなのがペディキュアです。爪の形をととのえるのも、はみ出さないようにネイルポリッシュを塗るのも、コツさえつかめば簡単にできます。

あなただけのぜいたくな
アロマコスメ

市販のマッサージオイルやローション、スクラブなどは高価ですし、有害な化学物質を含むものもあります。手に入る材料を使って、自分だけのナチュラルなフットコスメを作ってみましょう。クリーム、パック、パウダーなどに花やハーブのエッセンスを加えると、皮膚や組織の状態がととのう上に、気分も明るくなります。マッサージや潤い補給には、キャリアオイルとエッセンシャルオイルを混ぜるだけで簡単に香り高いローションが作れます。

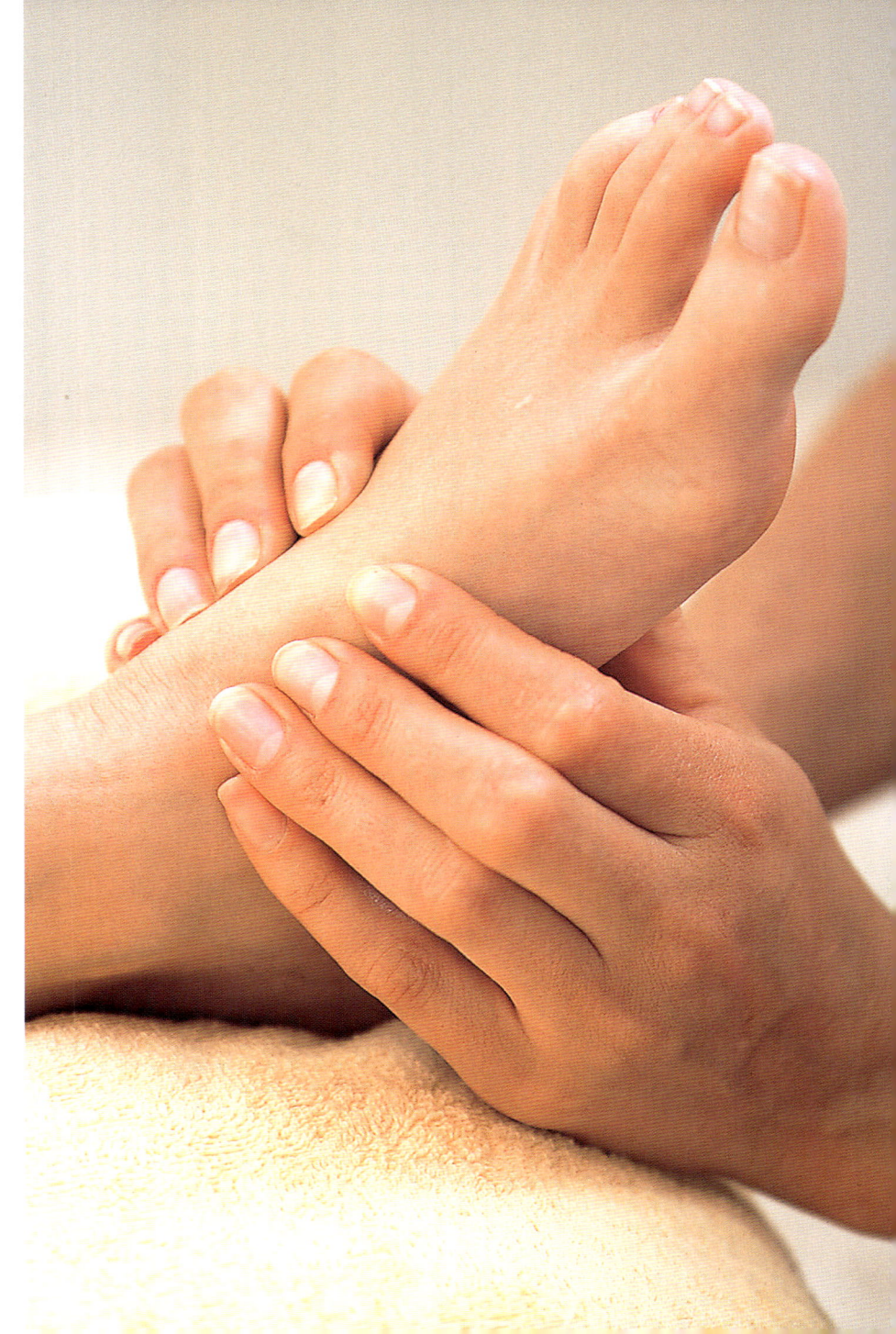

右：フットマッサージは気持ちがいいだけでなく、足を最高の健康状態に保ってくれます。

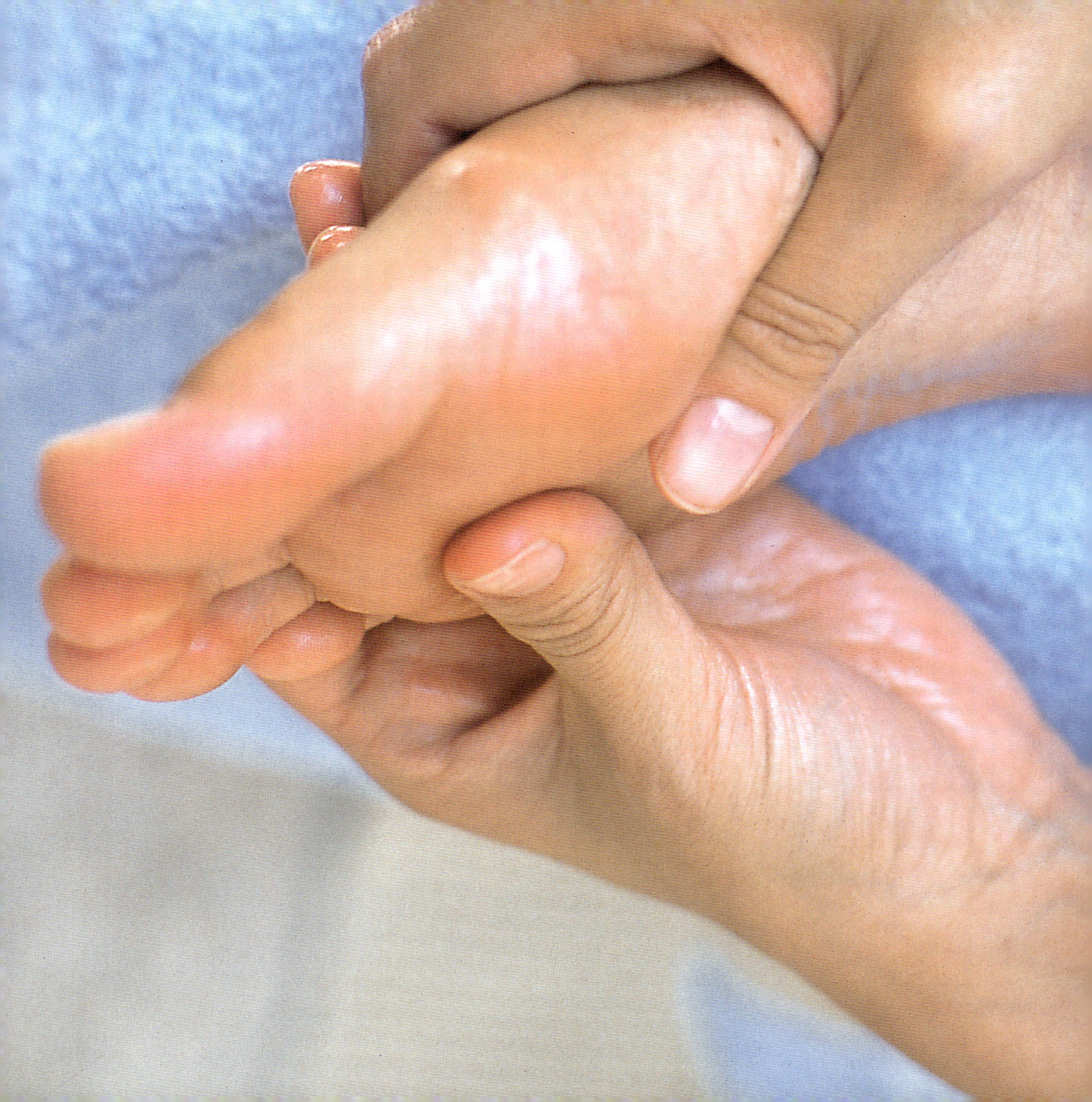

足から始まる健康

爪先から始めて全身をリフレッシュしましょう。
足を柔軟でしなやかに保つことを心がけ、フットマッサージやストレッチ、
ピラティス、リフレクソロジーを取り入れたベーシックなエクササイズを
習慣にすれば、さわやかでエネルギーに満ちた毎日を送ることができます。

理想的な姿勢

私たちの立ち方、歩き方、座り方は全身に影響を及ぼします。姿勢が悪いと関節に過度の負担がかかりますし、暗い人だというイメージを周囲に与えます。

正しくない姿勢をとっていると、腰痛、頭痛、肩こりといった健康上の問題が起こってきます。さらに神経の機能や脊髄の連結にも悪影響があり、年よりも老けて見えるようになります。姿勢に問題がある人はこの機会によい姿勢を身につけ、背筋を伸ばして立つのが呼吸をするのと同じぐらい自然にできるようになりましょう。

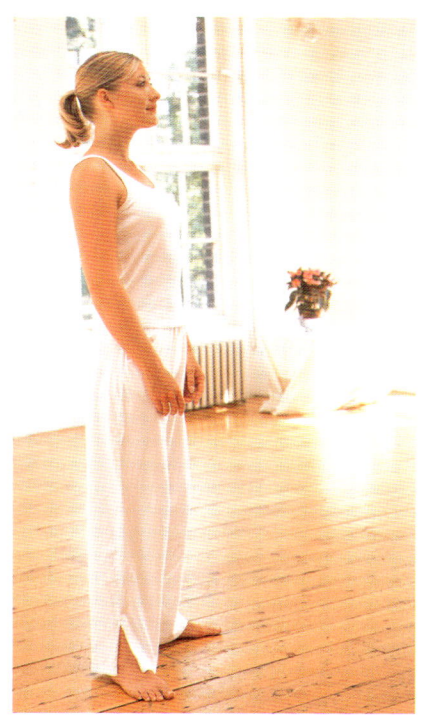

上：正しい姿勢をとると関節の負担が減り、立ち姿も美しく見えます。

姿勢をよくするための靴

どんな靴をはくかは姿勢に大きく影響します。ハイヒールやピンヒールの靴をはき続けていると足指のつけ根のふくらみが不自然に圧迫され、やがて足指が変形してしまいます。また上半身が前に傾くために背骨が歪み、腰や膝やふくらはぎへの体重のかかり方のバランスが悪くなります。

このような理由から足治療の専門家は、歩くときに足が伸びるだけの余裕のある靴を薦めています。ふだんばきの靴は4cm以下のヒールで底が広く、舗道を歩くときに体重を吸収してくれる柔らかくて弾力のある靴底のものを選びましょう。靴を買うときにはサイズの確認も忘れずに。成人すると十代の頃より少なくとも1サイズ大きくなる人がほとんどです。

すっきりと立つ

次のエクササイズであなたの姿勢をテストしてみましょう。土踏まずを支えるタイプの靴をはき、首をまっすぐに伸ばし、あごを引いて立ちます。左右の肩甲骨を同じ高さに、腰も水平に保ち、両膝を前に向けてお腹を引きしめます。次にあごを少し上げ、頭が天井につくまで体がのぼっていくところを想像しながら、背筋を伸ばしていきます。骨盤は前後に傾けず安定した状態を保ってください。これが正しい立ち姿で、静止しているときはかならずこの姿勢をとらなければなりません。

机に向かって座る、歩く、ものを運ぶ、楽器をひくといった動作の正しい姿勢がわからない人は、アレクサンダー・テクニックやフェルデンクライス・メソッドを試してみましょう。ヨガや太極拳も姿勢のバランスを改善するのに最適の方法です。姿勢をよくするために足がはたす役割を知るために、次のエクササイズを行いましょう。

指を広げて土踏まずをはっきり出す

　下の写真をくらべると、指を正しい位置に置くことによって体重が足全体を通って均一に分散され、足首、腰、膝の歪みを正すことがわかります。

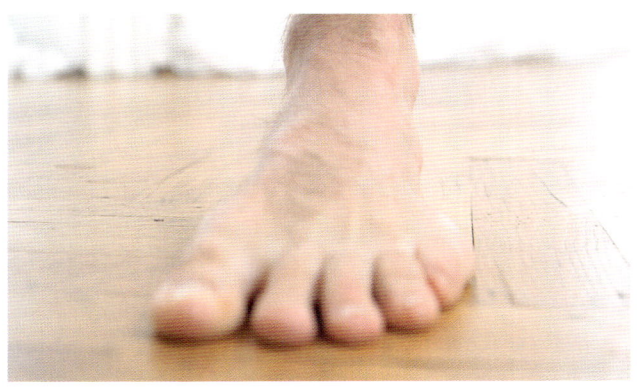

上：**正しい姿勢**　足首が足の中央に位置し、爪先から足指のつけ根、かかとまで体重が均一にかかっている。

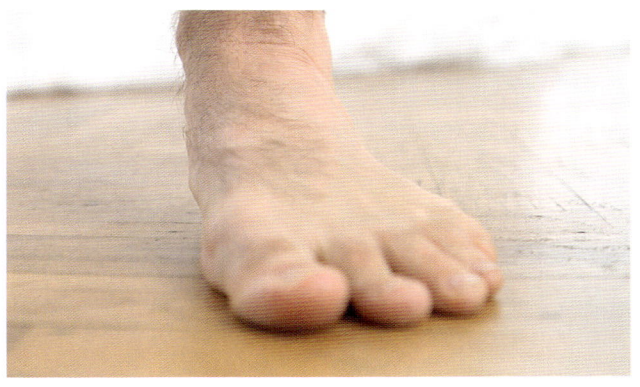

上：**間違った姿勢**　足首の骨が内側に傾き、土踏まずが歪んで膝の内側に負担がかかっている。

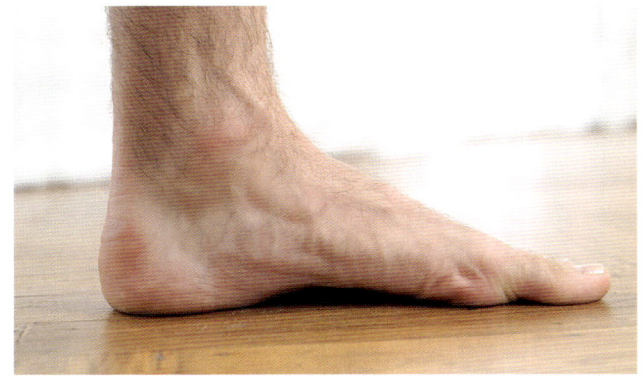

上：**正しい姿勢**　足の筋肉がはたらいて土踏まずのアーチがはっきりと出、足首が足の中央に来ている。

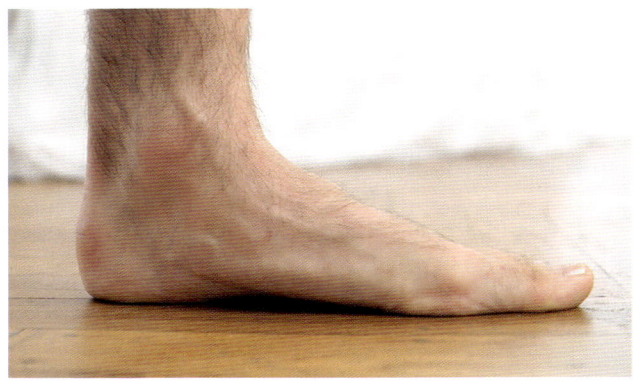

上：**間違った姿勢**　足の自然な曲線がまったく消えてしまい、そのために足首が内側に曲がっている。

土踏まずを強化するピラティス

土踏まずが弱いと、運動はもちろん、歩くのにも支障が出てきます。
ここでご紹介するピラティスのセッションを行うと土踏まずが鍛えられ、体が安定してバランスがよくなります。

次のエクササイズは、素足で行います。なるべくビニールか板張りの床の上で、
または安定感のあるエクササイズマットを使ってもよいでしょう。足を数回上げ下げして正しい姿勢にします。

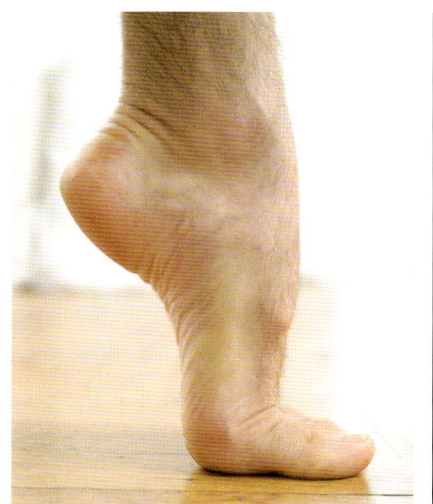

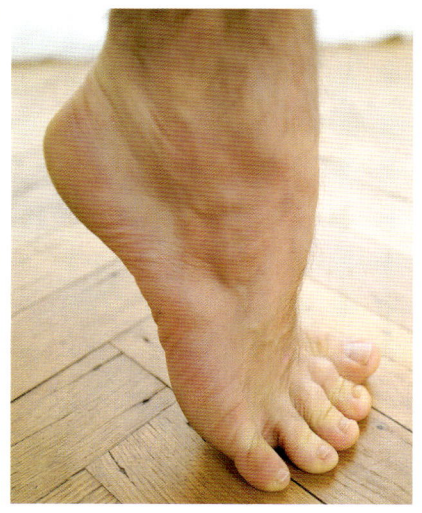

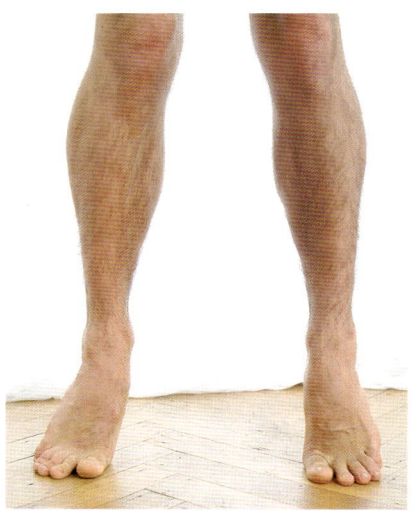

1. つま先を前に向けて立ち、両足を腰の幅に開きます。かかとを徐々に浮かしてつま先立ちになり、その姿勢を数秒間保ちます。かかとが指のつけ根のふくらみの真上にくるよう心がけてください。足首が左右どちらかに傾かないよう注意しましょう。この動作は、足を刺激し、土踏まずを伸ばし、足から足首、膝、腰までのラインを強化します。

2. これからはつま先立ちをするときに、このように指を広げて支えにしましょう。指を床に押しつけるようにすると、バランスがとれます。何度かかかとを上下させて動きに慣れたら、意識を集中してつま先でまっすぐ立ちます（かかとを上げるたびに前かがみにならないよう気をつけてください）。土踏まずにすぐに刺激を感じるはずです。

3. 足首が写真のように内側に傾く場合は、小指を外側に広げてバランスを立て直し、足首を体の中心に向けて戻します。足首が外側に傾く場合は、親指を床に押しつけながらできるだけ前に出し、指の付け根を固定して脚と足首を安定させます。

右：エクササイズやダンスをする際に、全身を支え、安定させるのは足です。そのため、土踏まずが強く、しなやかであることが大切です。ピラティスはバランスを整えるエクササイズとストレッチを組み合わせることによって、土踏まずを作り直してくれます。

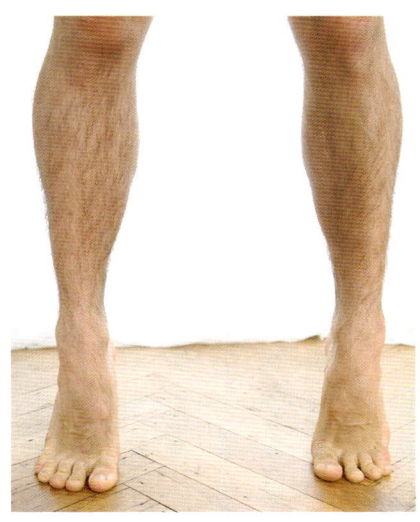

4. 両足首が指のつけ根のふくらみの上に来たら、足首をもう少し前に出して、土踏まずをさらに伸ばしましょう。各ステップで、かかとが写真のように高く上げられなくてもかまいません。つま先立ちでバランスを保て、足全体が伸びているのを感じられれば、土踏まずの改造は始まっています。

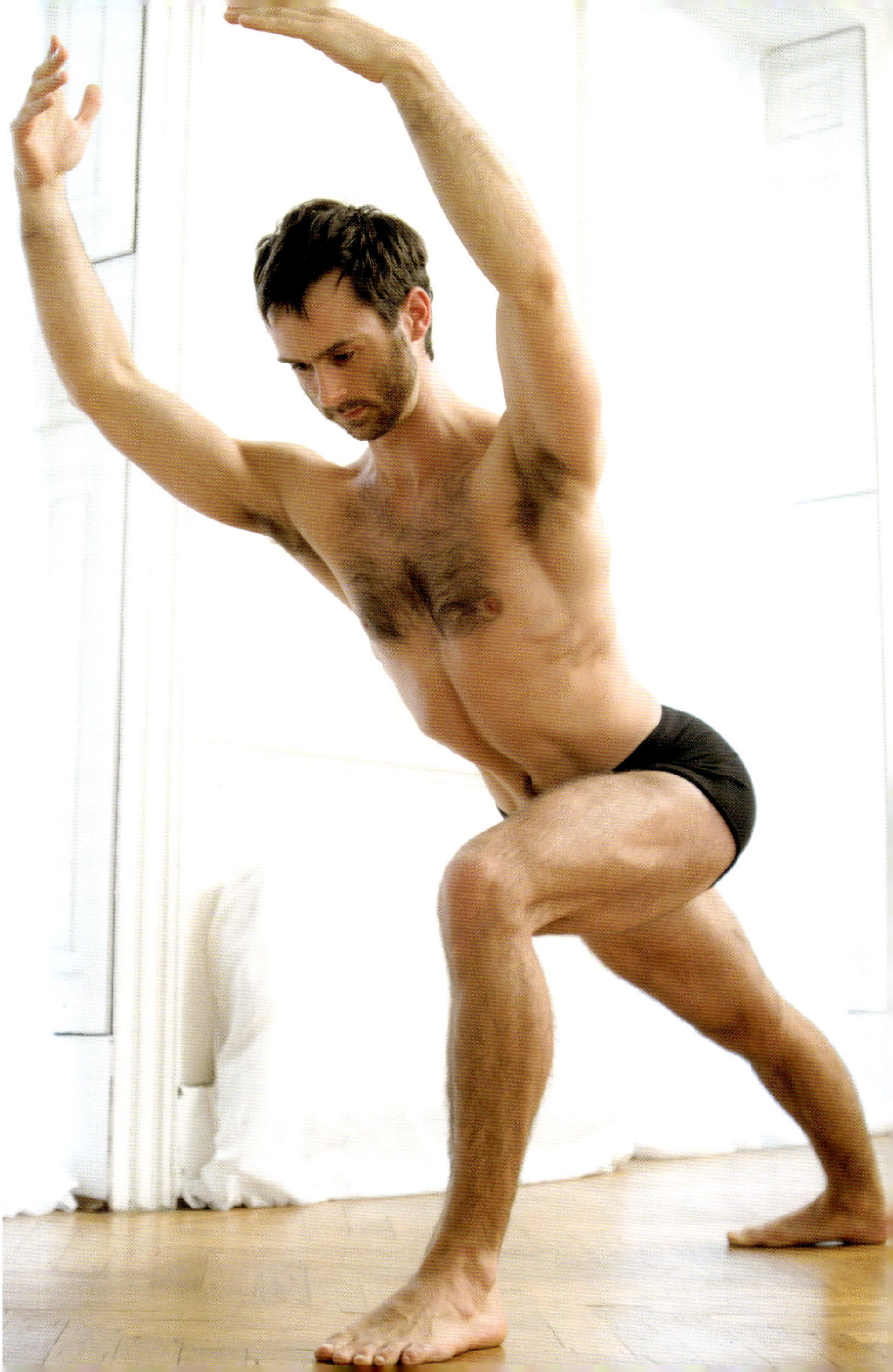

足をしなやかに

朝、日中、そして寝る前に、短時間の簡単なストレッチを行うことで、膝下や足首、足のけがや痙攣を防ぐことができます。

エネルギーが満ちてくるストレッチ

脚の前面にある大腿四頭筋を活性化し、ふくらはぎや足の血行をよくするのに効果的なストレッチです。

ふくらはぎと足のクイックストレッチ

寝た姿勢のほうがやりやすい場合は、ベッドに横になって行うこともできます。

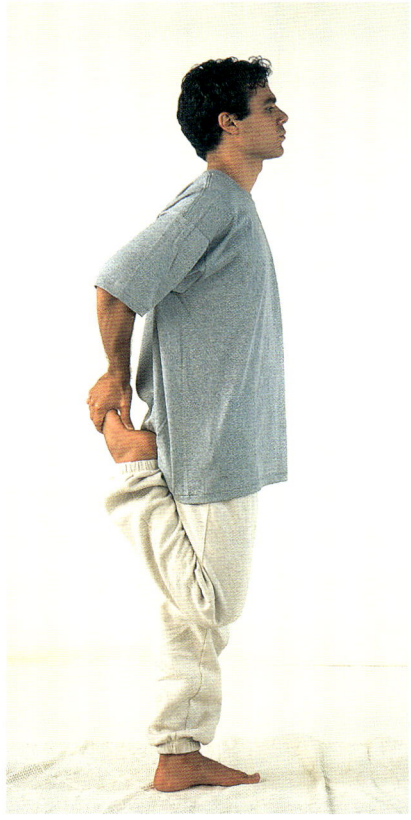

まず片脚で立ち、もう片方の脚を後ろに曲げます。曲げた足を手でつかみ、お尻のほうにぐっと引き寄せます。脚をおろして力を抜き、反対の脚も同じようにします。簡単なストレッチで場所を選びませんから、仕事の合間にやってみてください。脚と上半身にたちまちエネルギーが回復してきます。

このようなふくらはぎと足のストレッチは、同じ姿勢で座りっぱなしの長時間のフライトにも絶大な効果を発揮します。キャビンの後部に行き、しばらくそこに立ってバランスをとってからこのストレッチを行いましょう。突然の揺れに備えて、片手を壁などについて体を安定させてください。

左:ふくらはぎと足のストレッチを行うと、血行がよくなって膝から下に活力がよみがえります。デスクワークをする人には特に効果的です。

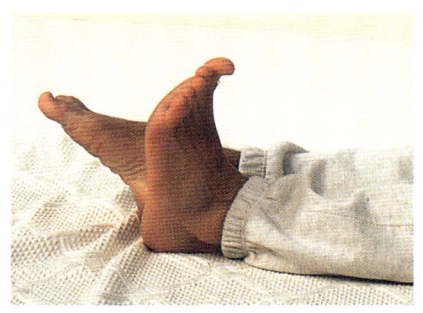

1. 床の上で脚を前に伸ばして座り、両足を交互に曲げ伸ばしします。

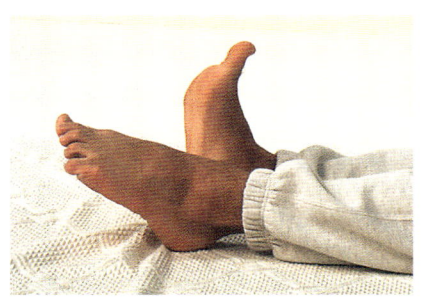

2. 片方の足が曲がっているとき、反対側の足はかならず伸びているように気をつけましょう。

ダンスのステップ

　高度な有酸素運動であるダンスは、体の組織をすっきり目覚めさせ、気分を高揚させ、ストレスを防いでくれるばかりでなく、脚を引き締めて美しくします。

　ダンスは人生の祝い事や自己表現の手段として、世界中の文化の中で発展してきたので、選びきれないほど種類があります。ジムに行けば、サルサ、サンバ、セロック、ジャズ、モダンダンスといったさまざまなダンス教室が開かれています。ラテンダンスのように激しい動きのダンスを好む人もいれば、フリースタイルやモダンダンスやラインダンスのようになめらかな動きのダンスを好む人もいるでしょう。

　インドやインドネシアの伝統的なダンス、あるいは西洋のバレエにはこみ入った動作をともなうものがあり、その複雑な動きに全神経を集中して踊ります。こういったタイプのダンスは、脚だけでなく下半身全体に効果があります。エジプトのベリーダンス（アラビア語でラクス・シャルキ）は、脚を最高の状態に保ってくれるだけでなく、ウエストと肩と腕の筋肉を見事に引き締めてくれます。

右：振り付けが複雑でもフリースタイルでも、ダンスのテクニックを身につけることで足を鍛えられるうえに楽しみも得られます。

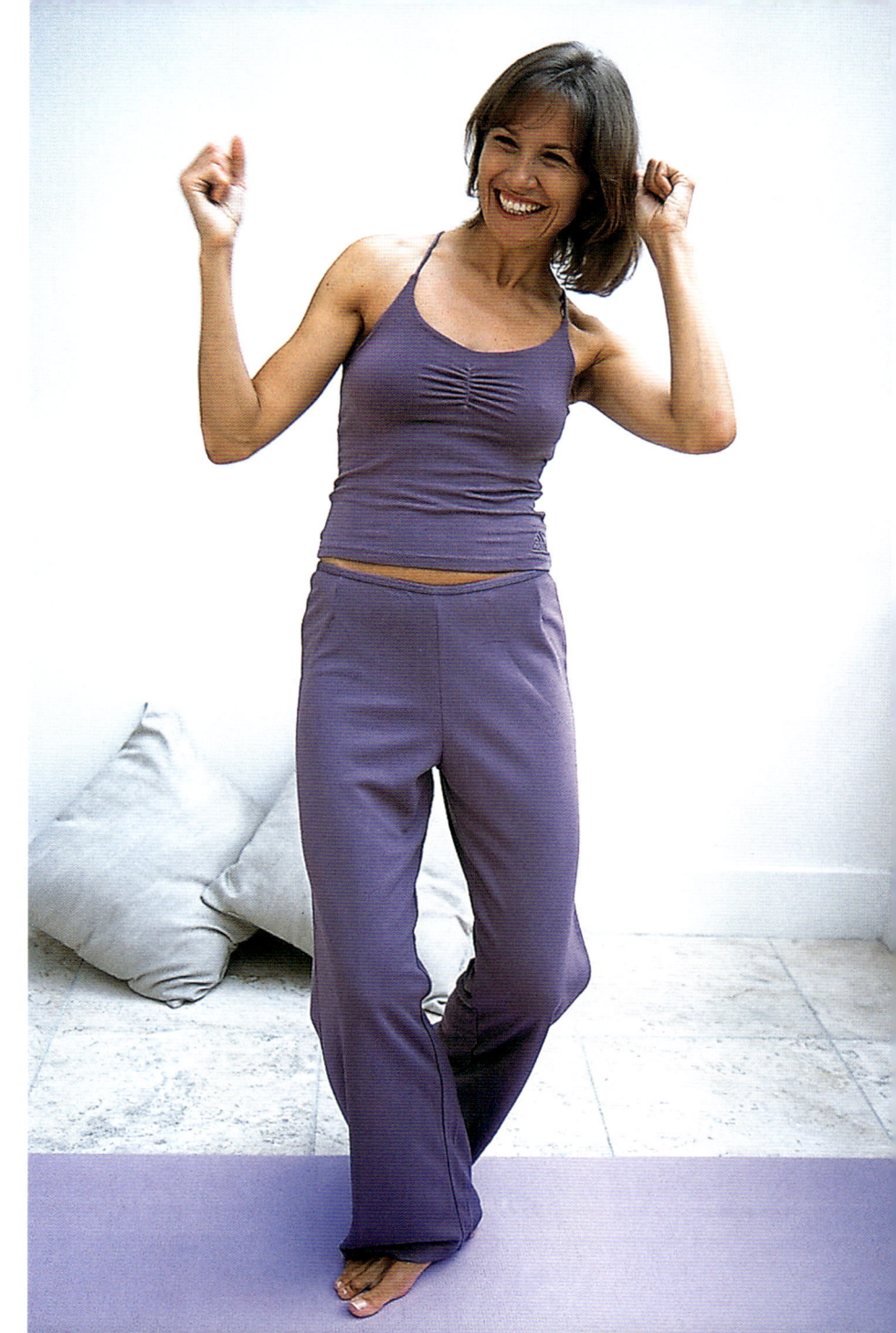

血行をよくするエクササイズ

エクササイズと基本のフットケアで、温かく健康な足を保ちましょう。
どんな天気の日にも血行をよくするエクササイズをご紹介します。

足の冷え性に悩んでいる場合、原因としてさまざまなものが考えられます。靴がきつすぎる、靴下が厚すぎて足が呼吸できないなどの理由で、血液の循環が妨げられることもあります。靴はつま先に空気が通るくらいゆったりしたものに、靴下はコットンかウール、シルク、または天然素材とナイロンの混紡にしましょう。

冷たい足を温める

　冬場は、靴をはく前に足を温めることが大切です。そうしないと、冷たい足のまま一日中過ごすことになりかねません。足にやや熱めのお湯を流しかけてから、タオルで軽く叩くようにふき、余分な水分は残さないようにします。

　また潤い補給も血行促進にすぐれた効果があり、足の健康状態を改善します。P.14でご紹介したような簡単な足の曲げ伸ばしか、短時間のマッサージを行ってみてもよいでしょう。出かけるころには足が温まり、活力が満ちてきます。

血行を促進する

　クッションを2個重ねた上に立ち、バランスをとります。クッションの上で約5分間、片足ずつ上げて歩く動作をします。次にクッションの前に立ち、片足をクッションの上にのせておろす動作を10回、逆の足も同じようにします。

　この運動は脚と股関節の筋肉をすべて使い、足の血行をよくします。また、むくみも軽減されます。1日中座りっぱなしでいると、足がむくみ、血行不良を起こしてしまいます。

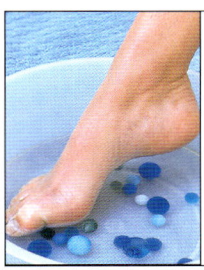

血行を促進するフットバス

- 洗面器にお湯を半分はり、色々な大きさのビー玉を敷きます。その中に5mlの精油を垂らします。循環系のトラブルには特に、マンダリンが効果的です。
- 足をビー玉に押しつけながら前後に動かし、足全体に刺激を与えましょう。お湯から足を出して拭いてください。

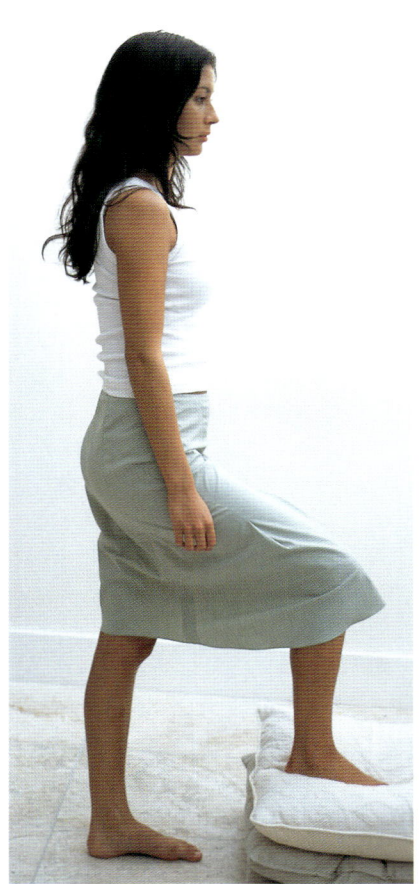

クッションに足を上げおろしするのは、血行促進の穏やかで効果的な方法です。

逆転のポーズ

　一日の大半を座りっぱなしでいると、夕方になると脚が疲れてきます。ヨーガの変形であるこのポーズは、疲れた脚にすばらしい活力を与えてくれます。

　折りたたんだ毛布かひざ掛けと、頭と首を支えるためのクッションを床に置きます。まず片方のお尻の側面を壁につけて、座った姿勢から始めます。次に上体をゆっくり倒して仰向けになると同時に、両脚をまっすぐ上げて壁にもたせかけます。

　お尻を壁と床の角にぴったりはまるようにして、脚の裏側を壁にくっつけます。上半身は伸ばしてリラックスさせてください。腕の力を抜き、目を閉じて、考えをその日の出来事から遠ざけていきましょう。

　この姿勢を15分間保った後、脚を壁からゆっくり滑らせて下ろし、膝を曲げて、体を回転させて起き上がります。

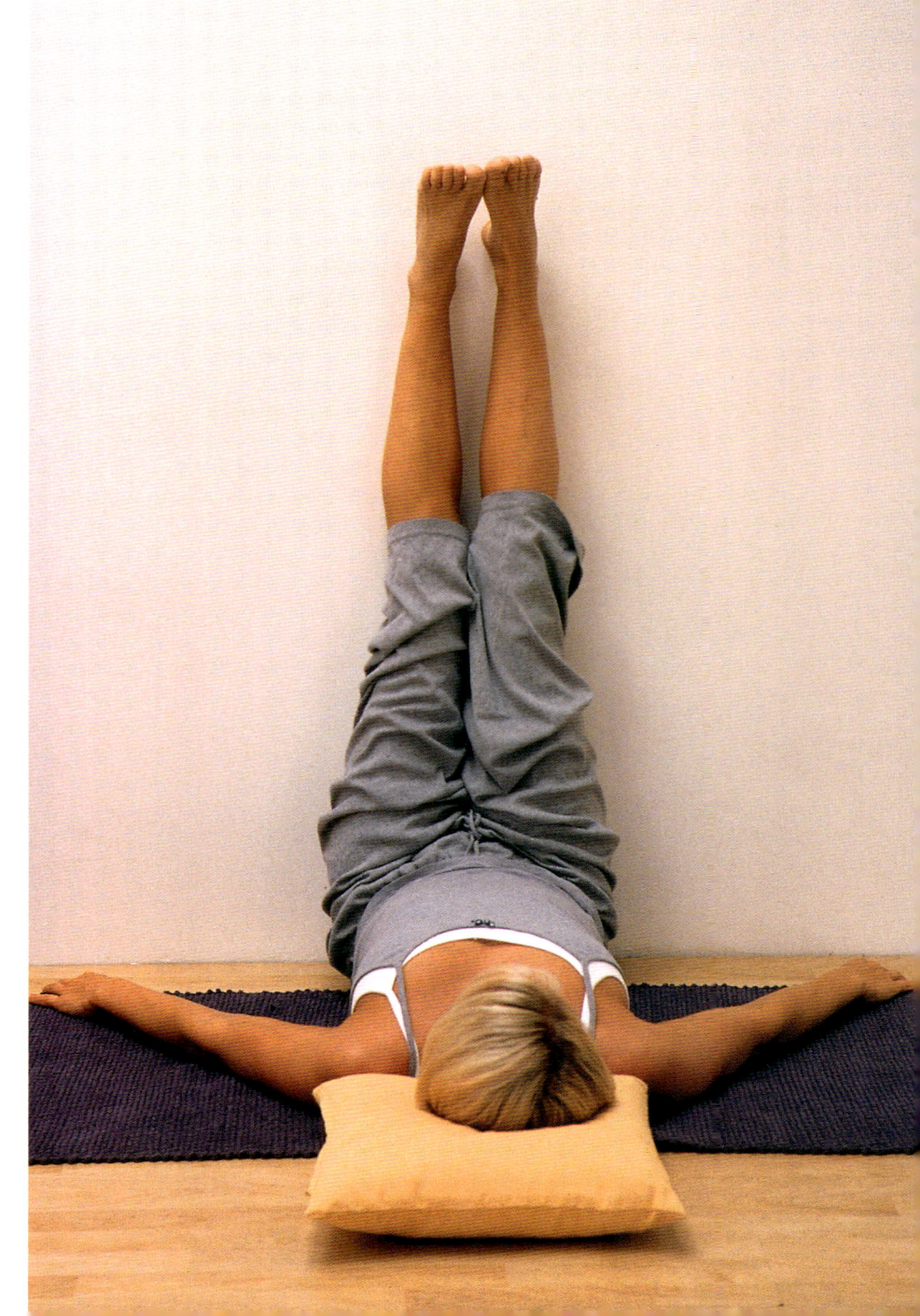

右：ヨーガに似たこのポーズは、むずむず脚症候群の症状を緩和してくれます。

〔訳注〕　むずむず脚症候群
夜間、ふくらはぎなどに不快感を覚えて寝つけなくなる、睡眠障害の1種。

フットマッサージの基本

シンプルなテクニックをいくつか使うだけで、あなた自身やパートナーへのすばらしいフットマッサージができます。簡単に覚えられる次のテクニックを試して、マッサージの基本動作に慣れましょう。

どの程度の圧迫が心地よいのかを判断するために、初めは自分の足で練習し、そのテクニックをパートナーや友人にほどこしましょう。精油はどんなケアに使用しても効果を発揮します。香りがマッサージと融合して作用し、神経を刺激し、肌に潤いを与えてくれます。

準備を整える

まず手を洗い、爪が伸びていないことを確認します。マッサージの前に足を清潔にするとよいでしょう。洗面器かバスタブにお湯をはり、ラベンダーオイルを2滴とティートリーオイルを1滴加えます。香りの豊かなこのお湯で洗うと、足がやわらかくしなやかに保たれるだけでなく、香りに包まれて全身がリラックスします。

暖かく静かな場所に、誰にも邪魔されない快適な空間を確保しましょう。マッサージを受ける足は、マッサージする側の人が体をねじったりかがめたりしなくても楽に手が届く位置にしてください。自分にケアする場合は、膝の上に足をのせるか、床に座って足を自分のほうに曲げるとよいでしょう。パートナーには、椅子に座ってもらうか、床に寝て低めの枕に頭と首をのせてもらいます。

ほどよい高さのスツールに足をのせて、血行をよくするために膝を少し曲げます。好みによって、ふくらはぎの下にタオルを敷いてもかまいません。心地よさが増して、オイルを使った場合でもこぼれずにすみます。

圧迫と健康

感じやすさはそのときによって、あるいは人によっても違うものです。マッサージのスピードと圧迫に対する相手の反応を確認するために、ごく軽いタッチから始め、徐々に圧力を増していきましょう。一般的に、早い動きのマッサージは活力を与え、ゆっくりとリズミカルな動きのマッサージは鎮静効果があります。強く押すと筋肉の緊張がほぐれ、軽く押すと神経がやわらぎます。

水虫やいぼのできた足には、マッサージを行わないでください。5mlのキャリアオイルにタイムオイル3滴をブレンドしてケアしましょう。

右：足をスツールにのせると、マッサージしやすくなり、効果も上がります。

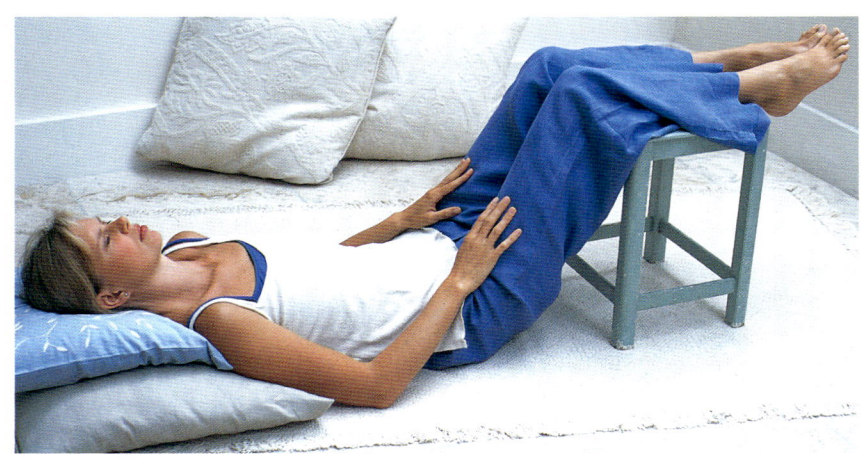

フットマッサージで使われる主なテクニックを以下にご紹介します。力強く、しかも穏やかに圧力を加えられるように考えられたごく基本的なテクニックです。セルフマッサージにも、パートナーへのマッサージにも適しています。

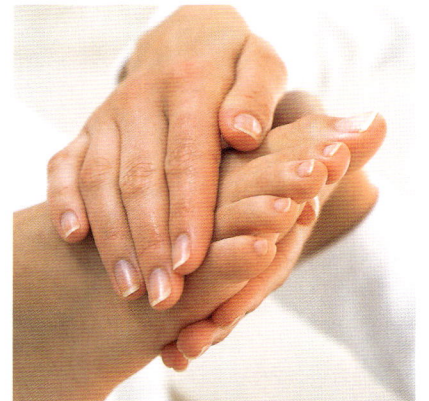

エフルラージュ（ストローキング）

　短時間のマッサージではつねに、始めと終わりにこのストローキングを使います。フットマッサージの前後に取り入れることで、エネルギーの回路が完成し、セッションが終了します。まず、手の指が足指の付け根を覆うように、両方の手のひらで足をやさしくはさんでください。足指の付け根からかかと向こうずねに向かって手を滑らせてから、もとの位置まで戻します。回を追うごとに徐々に圧迫を強めながら、足に刺激を感じるまでこの動作を、2、3回繰り返します。

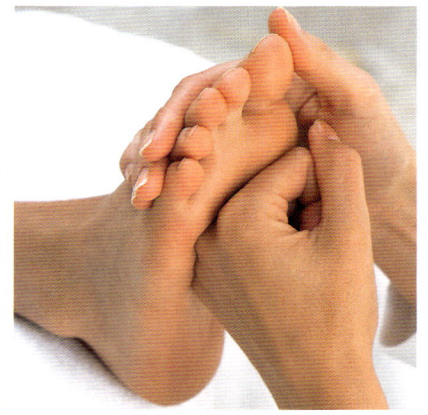

ナックリング

　激しいトレーニングをした後や主にストレスによって筋肉が緊張した後にこの簡単なマッサージを行うと、筋肉が温まり、緊張がほぐれます。手のひらと指が関節のところで直角になるように軽くこぶしを握り、足指のつけ根のふくらみにあてます。こぶしをやや回転させながら、関節を上下に動かします。足全体の緊張がほぐれ、温まるように、かかとからつま先までくまなくマッサージしましょう。

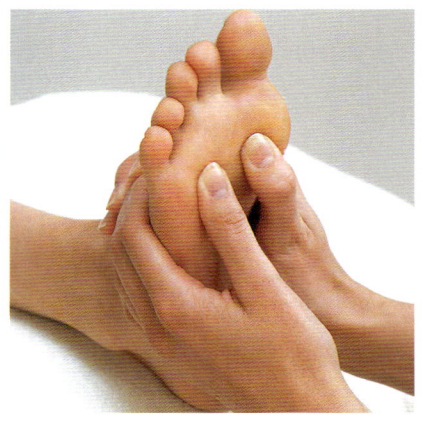

サムサークリング

　足の裏の盛り上がった狭い部分をケアするときは、まず両親指を足指のつけ根のふくらみにあてます。片方の指をもう片方よりやや上に置いてください。次に、指の腹を使って小さな円を描くようにこの部分全体をマッサージします。両親指を交互に動かしていると、自然とリズムが出てきます。聴き覚えで楽器を演奏するように、どのくらいの強さや速さで圧迫すればよいかを体で覚えていくのです。このテクニックは組織や神経終末を温め、血行を促し、疲れて凝った足を回復させます。

健康を回復させるリフレクソロジー

フットマッサージでウォーミングアップをした後は、ヒーリング効果のあるリフレクソロジーに挑戦してみましょう。このホリスティックセラピーは、足を刺激してヒーリングエネルギーを体内に導き入れます。

リフレクソロジーの世界では、足は全身の"縮図"だと考えられています。両足の指、裏、かかと、甲、側面にあるポイント、つまり"反射区"に、体の各器官の状態が反映されているという考え方です。一見、面倒そうですが、リフレクソロジーの基本テクニックは自宅でも簡単に行え、特定の病気を治すだけでなく健康増進にも効果があります。

バランスを整え、治癒する

リフレクソロジーは2つの重要な原理に基づいています。体には本来、自己治癒力が備わっているということと、体の一部を使って全身をケアすることができるということです。病気やストレス、けがによって体はバランスを崩し、生命エネルギーの経路がふさがれます。すると体は悲鳴を上げ始め、それが頭痛や気分の浮き沈みなどさまざまな形で現れます。そしてその症状に関連する反射区に毒素が蓄積します。

毒素が蓄積した足の反射区は敏感になり、痛みを感じます。凝って硬くなり、皮膚がざらつくこともあります。これらのポイントをマッサージで刺激すると鬱血が緩和されて、対応する体の別の部位に滞ったエネルギーが解き放たれます。その結果、体のバランスや自己治癒力が回復します。

リフレクソロジーによるトリートメント

ケアを受ける人が心地よいと感じる姿勢を選びます。床に腰を下ろし、大きくて固めのクッションにもたれるのを好む人もいれば、肘掛け椅子に座って、ほどよい高さの椅子かスツールに脚をのせるのを好む人もいます。どちらの姿勢を選んだとしても、背骨に負担がかからないように背中、首、頭をしっかり支え、血液が滞りなく流れるように膝を曲げることが大切です。体を温める毛布と清潔なタオルを数枚用意します。1枚は足の下に敷き、残りは足にかけておきます。

まず、足首をやさしく回すといったマッサージをしてパートナーの足を温め、筋肉をほぐします。こうすると血液の流れが活発になり、反射区から最大限の反応を引き出すことができます。ひとつの反射区から次の反射区へとつながるようにマッサージしていきましょう。

反射区のマッサージを一通り終えたら、穏やかなマッサージでリラクゼーションを導いてから終わるとよいでしょう。

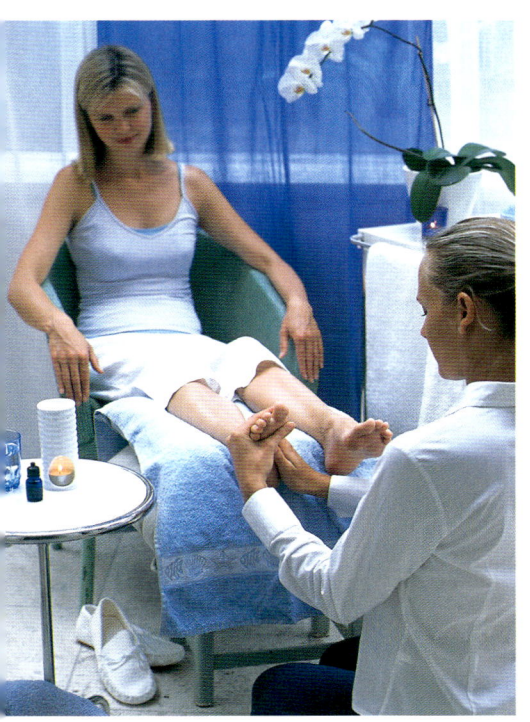

上：照明を落とし、外部の音を遮断して、落ち着ける雰囲気をつくります。

足の反射区を刺激するのに使われるテクニックを以下に紹介します。原則的に、骨のある部分は、かかとや指の付け根のふくらみのように肉づきのよい部分より弱めに圧迫します。

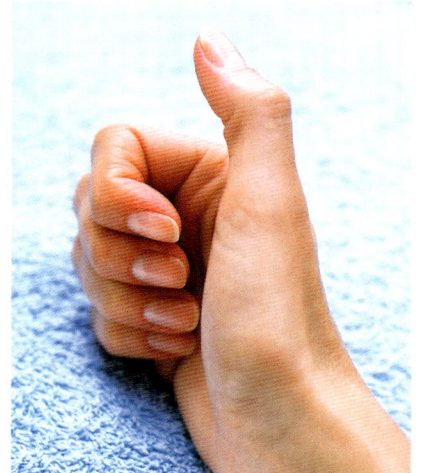

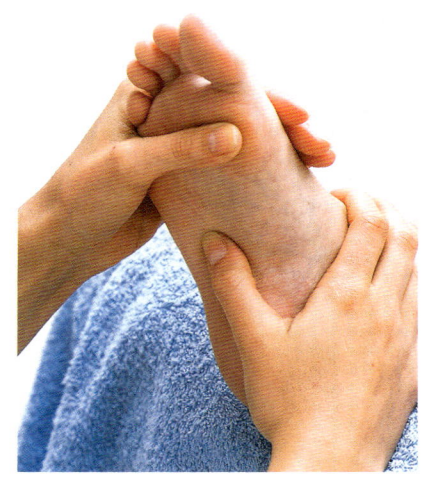

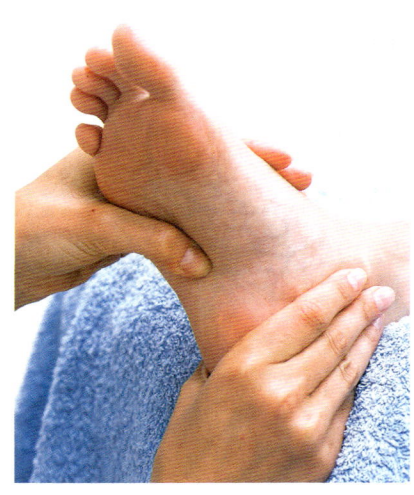

サムウォーキング（クローリング）

親指をまっすぐに伸ばし、第一関節のところで曲げ、また伸ばします。イモムシが地面を這うのに似ているこの動きは、"サムウォーキング"と呼ばれます。マッサージする部位に親指をあて、この動作を繰り返しながら親指を移動させましょう。リフレクソロジーでは、消化器系や小腸が栄養を吸収しやすくするためによく使われます。

ポイント上でのローテーション

このテクニックは、敏感な反射区に対して使われます。たとえば、左足の土踏まずの内側にあり、副腎に関係する反射区です。親指の腹を反射区にあて、もう片方の手で足を持って親指に押しつけるようにゆっくりと曲げます。親指を中心に円を描くように足を回します。ほんの少しずつ圧力を強めてみましょう。痛みを感じないかどうか相手に確かめることと、強く押しすぎたと思ったらすぐに力をゆるめることを守ってください。

ピンポイント（フッキング）

狭い面積の反射区に対して使われるテクニックです。たとえば、足の裏の中心にある胆嚢の反射区や、あるいは土踏まずからかかとに細長くのびている尿管の反射区は場所がわかりにくいものです。まず、手の親指と、揃えた四指をはさみのように広げます。親指の内側に足をはさみ、親指で一点に圧迫を加えたまましばらくおきます。このとき、同じ強さの圧力を保ってください。指をもとの位置に戻します。

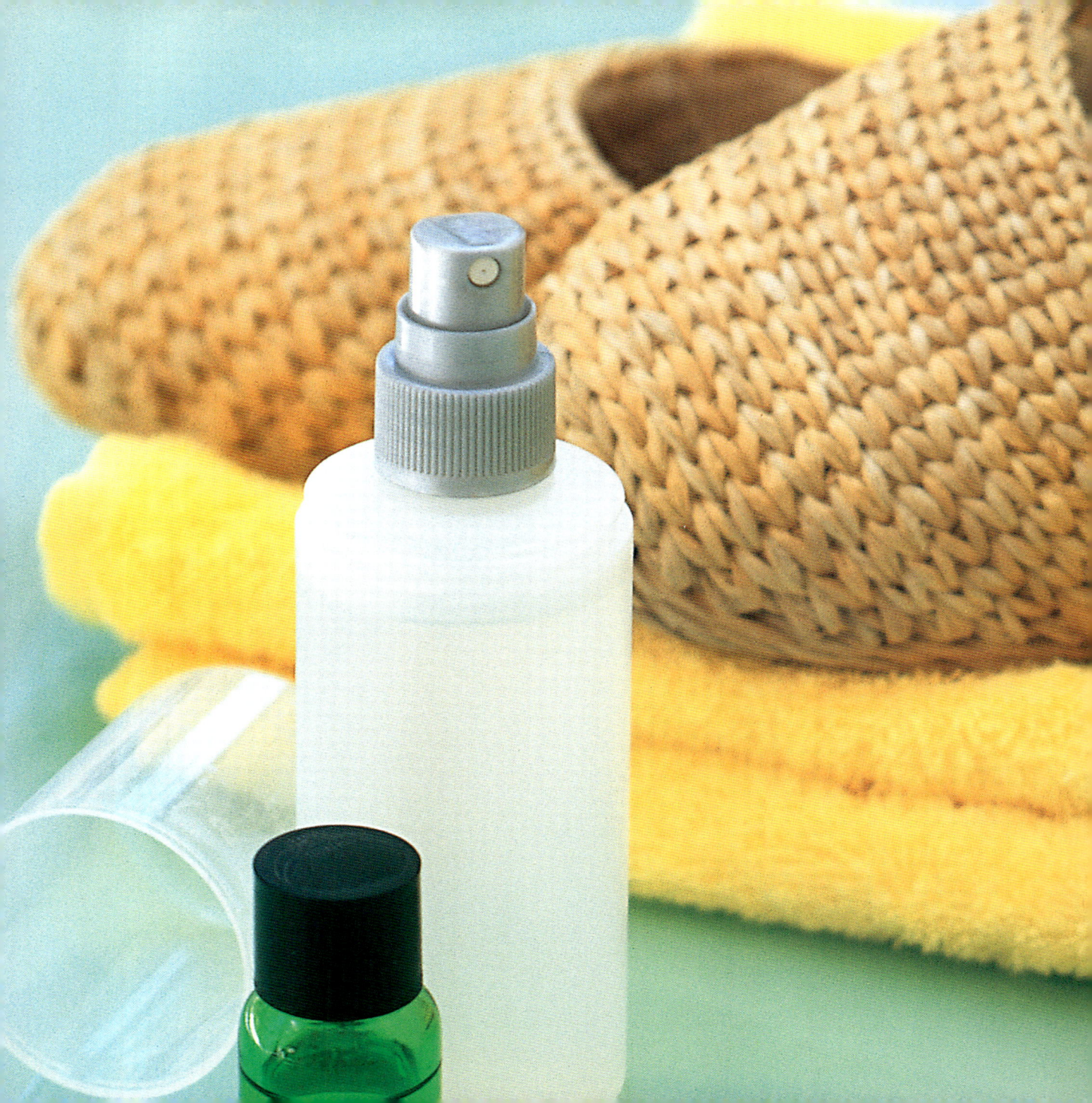

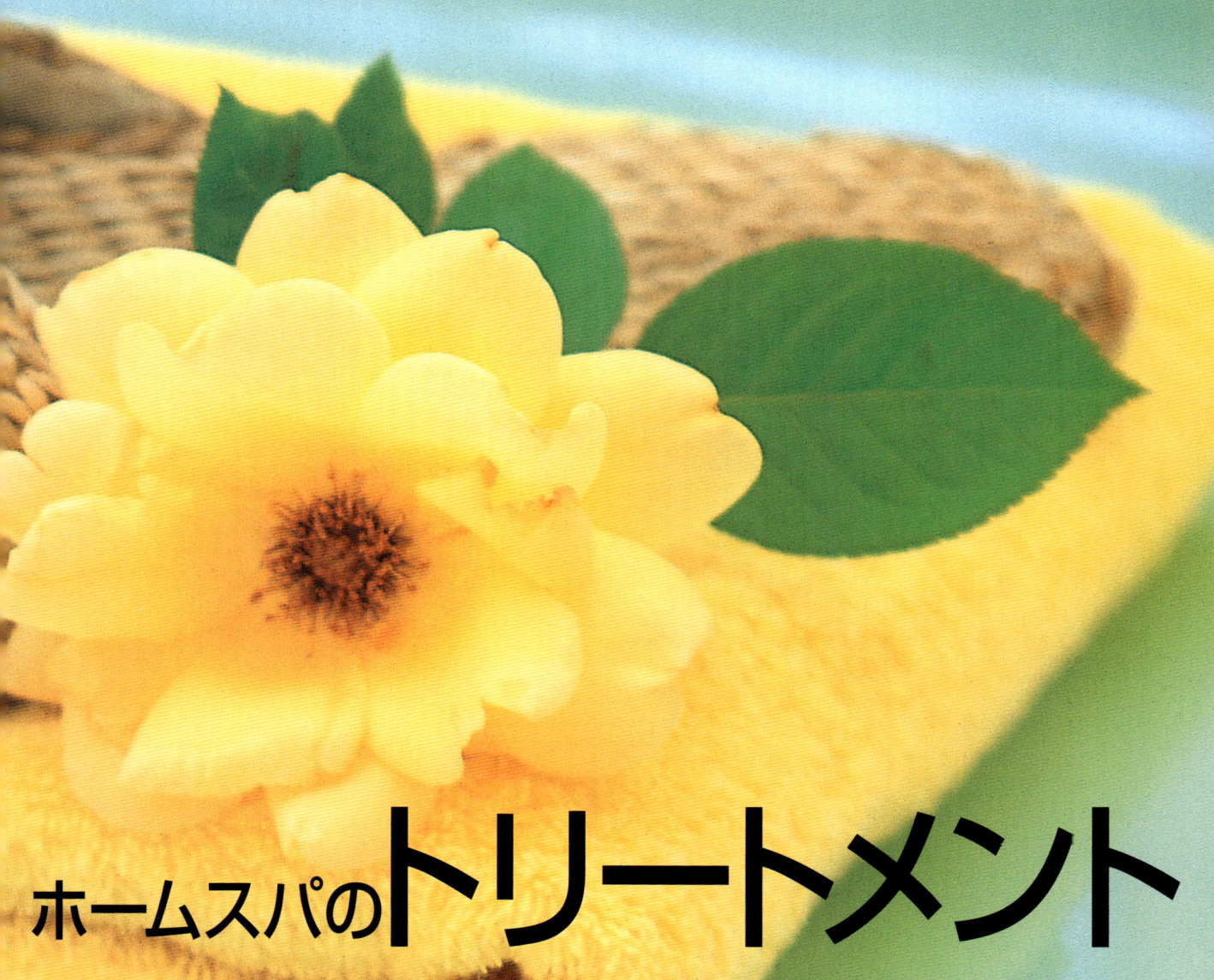

ホームスパのトリートメント

5分間のウォームアップ的なマッサージから、ストレスを解消するエクササイズ、皮膚の角質をやわらかくするケア、フットケアに欠かせない爪のお手入れまで、幅広いフットセラピーで足を変身させましょう。バスルームに贅沢な気分になれるスパをつくるか、仕事の合間にフットケアで足をリフレッシュしましょう。

フットケアのオアシス作り

静かな部屋か場所を確保してトリートメントのための安らぎの場をつくりましょう。そうすれば、あなた自身や友人を心ゆくまで満足させることに集中できます。

きれいな部屋は、心に安らぎを与え、幸せな気分にしてくれます。まず、余計な物を片付け、誰にも邪魔されないよう留守番電話をセットします。気温は低めのほうが体にはよいので、部屋は暑くしすぎず暖かい程度にしましょう。

シンプルな道具を揃える

部屋の明るい照明を落とし、代わりにろうそくのやわらかな火を灯します。気分を高めるために、花瓶に新鮮で香りのよい花をふんだんに生け、好みでスローかミディアムテンポの静かなBGMをかけます。

これから行うフットケアに必要な道具を揃えます。マッサージの場合は、清潔なタオルを2枚用意します。1枚は足の下に敷くためで、もう1枚は足にかけるためです。マッサージオイルは、こぼれるといけないのでトレイか小机の上に置きます。保湿ローションは、フットケア後の手入れのために横に置いておき、足を冷やさないように履き心地のよいスリッパも準備しておきます。

リフレクソロジーを行う場合は、手がべたつかないようにパウダーを少しつけるとよいでしょう。床に寝た姿勢で行うときは、厚めのエクササイズマットを敷きます。パートナーの足をのせる台として、低いスツールか大きめの枕を使いましょう。どちらがより心地よく感じるか試してみてください。

精油のパッチテスト

精油を使う前に、皮膚の刺激反応をテストします。小さじ1杯のキャリアオイルに精油2滴をブレンドし、肘にすりこみます。6時間以内に何も異常がなければ、使っても大丈夫です。皮膚に炎症が起きた場合は、キャリアオイルを塗って、作用を中和させます。

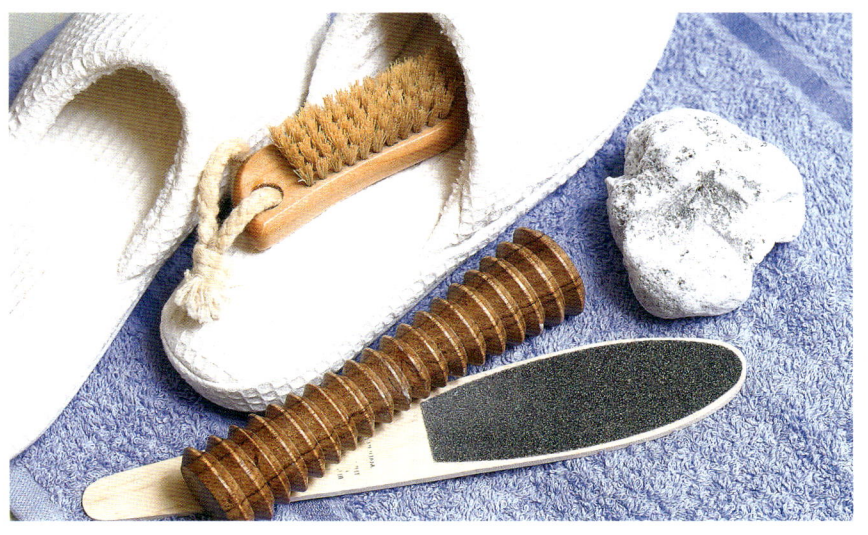

左：軽石、ブラシ、フットマッサージ棒は、足のお手入れに最適。

右：ホームスパは、友人とリラックスできる安らぎの場を与えてくれます。

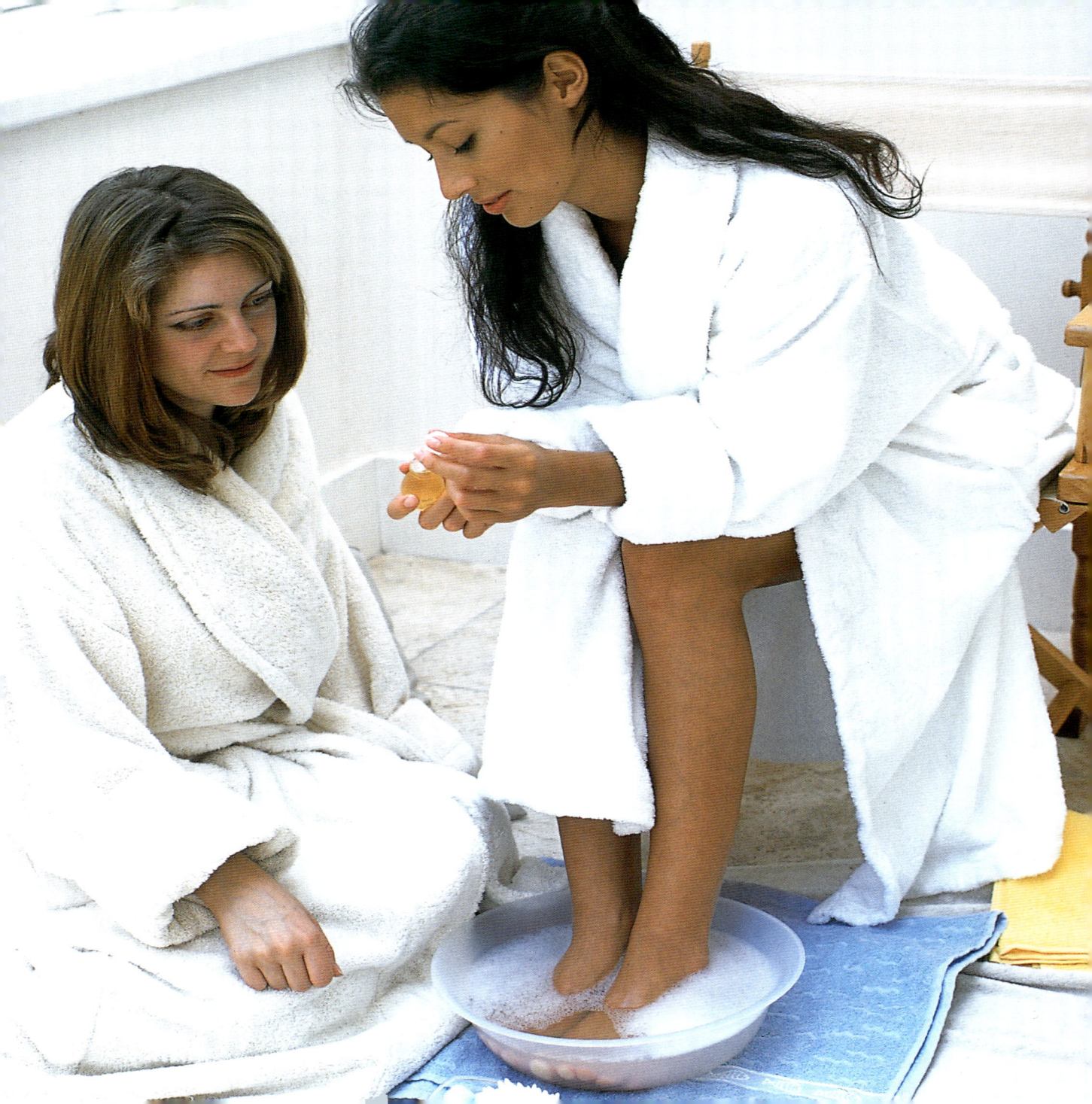

毎日のウォームアップ

元気が出るウォームアップ・マッサージを行い、フレッシュな気分ではつらつと一日をスタートしましょう。筋肉がほぐれ、血行が促され、足にエネルギーがわいてきます。

即効性のあるこのセルフマッサージは、シャワーの後にすぐ行うのが理想的です。好みのクリーム、または希釈した精油を使用します。

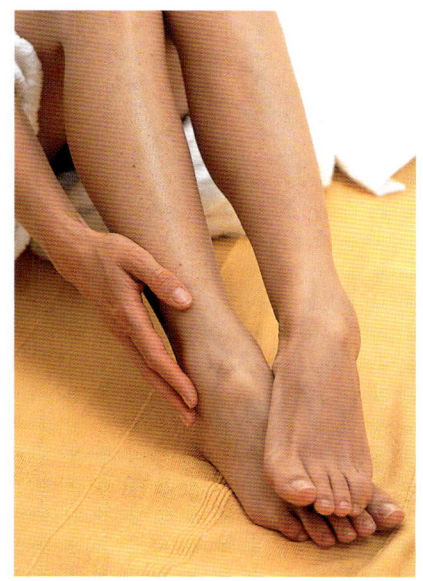

1. クリームかオイルを手にたっぷり取り、右足の甲に塗ります。次に、その上に左足をのせ、足の裏で右足の甲全体をマッサージします。指は足首ほど弱くないため、強めに圧迫します。

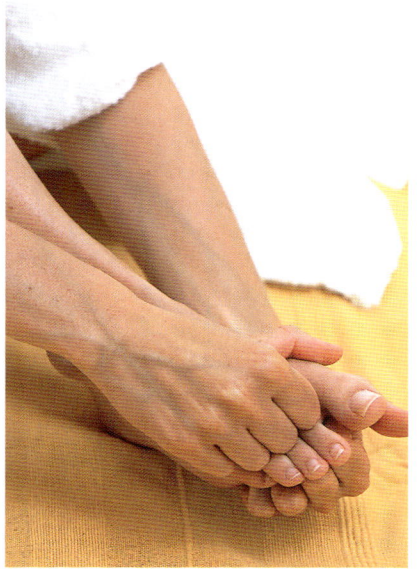

2. 今度は、両手を使って足の指全体にクリームかオイルを塗り広げます。両手でこぶしを握り、左手のこぶしは足の下に置いてつま先を支え、右手は足の上にのせます。強めの圧迫をかけながら、親指から小指へ順にこぶしの関節を動かします。

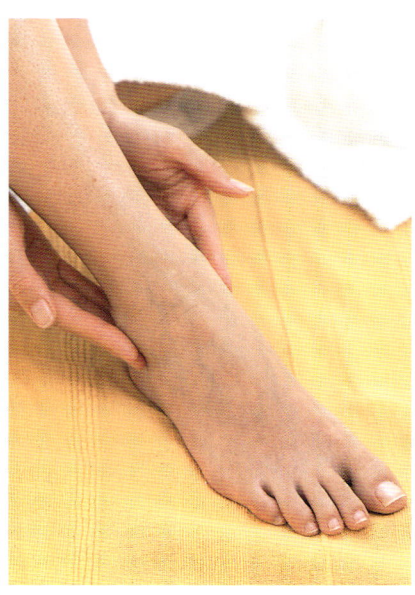

3. 両方の手のひらにさらにクリームをつけて、まんべんなく塗り広げます。まず、右回りに3回、円を描くように足首の両側をマッサージします。左回りも同じようにします。もし足首がまだ凝っているようなら、両方向にもう一度繰り返します。

右：朝向きのストレッチ。体の正面で膝を曲げて座り、足の指をくねらせ血行を刺激します。次に、足指のつけ根のふくらみを突き出すように指先を天井に向けて伸ばし、再びリラックスさせます。

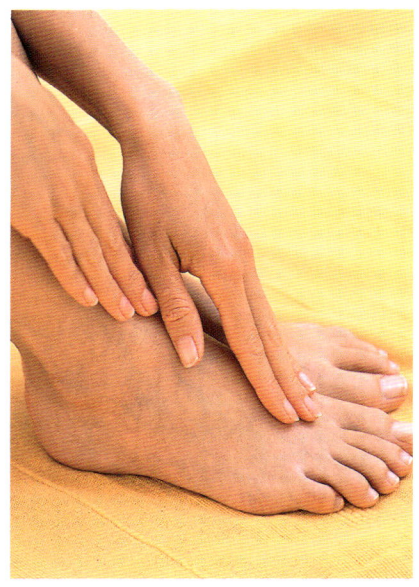

4. さらにクリームを足して、両手で交互に足の甲をなでます。指から始め、足首へ向かってなでていきます。初めはごく軽いタッチでウォームアップをしてから、徐々に圧迫を強めて血行を刺激します。

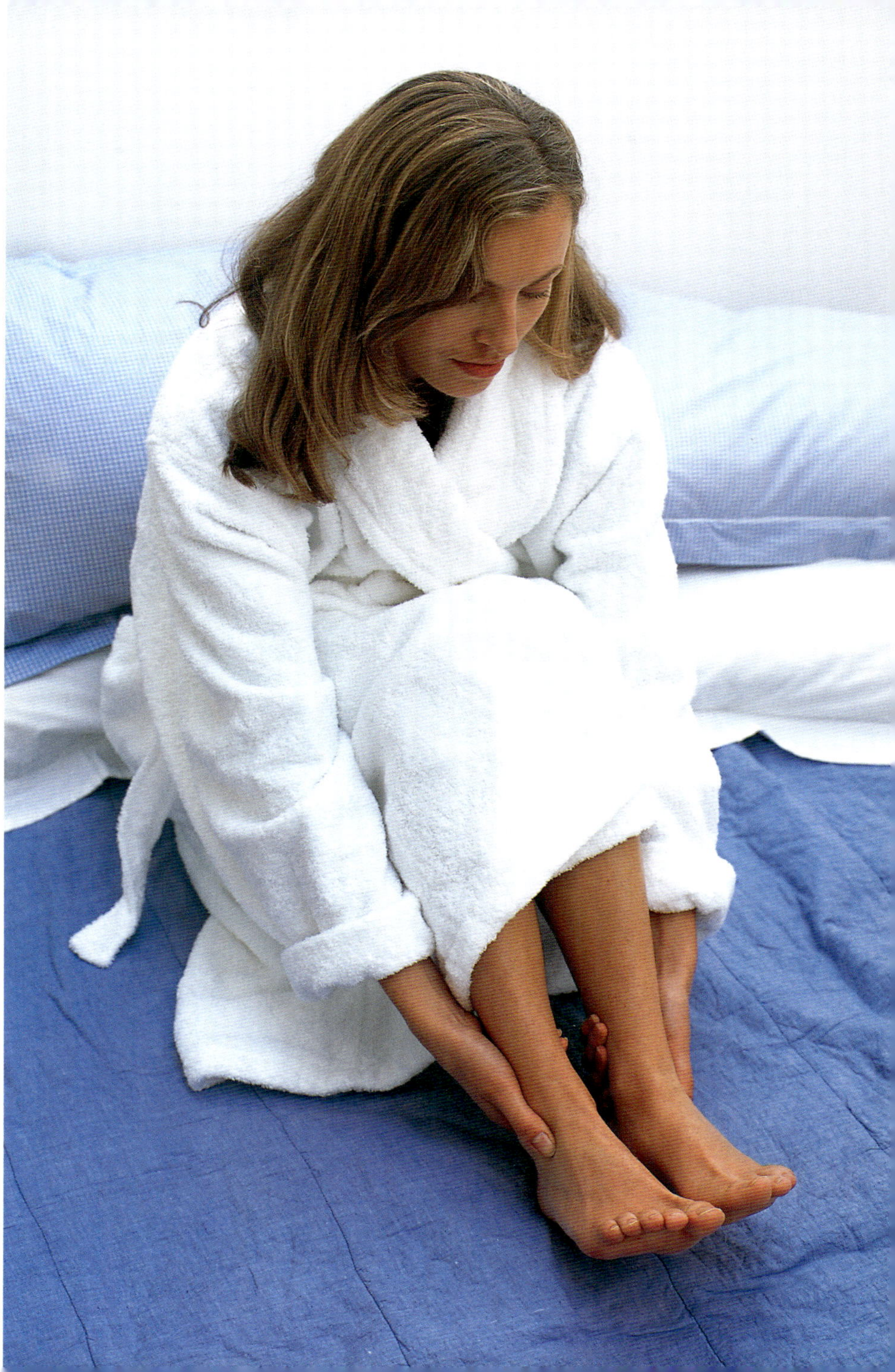

足を即座に生き返らせる

短時間のマッサージは、疲れた足に効果てきめんです。このマッサージはパートナーといっしょに行うのがベストです。交代でマッサージをして、お互いに気持ちよくなりましょう。

好みによって、ペパーミントかジュニパーの精油数滴を少量のマッサージオイルにブレンドして、手のひらにすりこみましょう。足が刺激され、温まります。

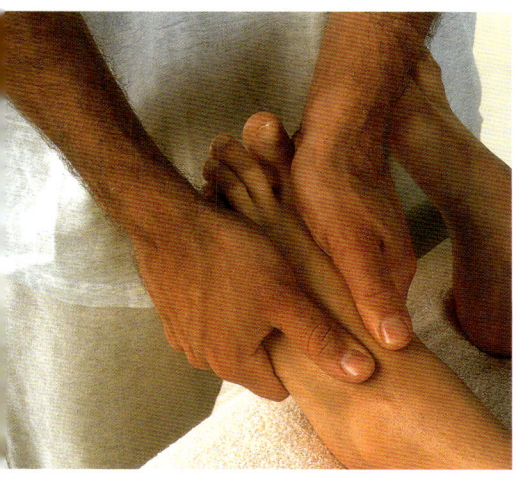

1. 親指を上に四指を下にして両手で足を握ります。四指は固定したまま、親指を使って、足の甲をやさしく前に伸ばします。このテクニックは"スプレッディング"と呼ばれています。トレーニングやランニングのときはもちろん、1日重い体を支えているだけで足は酷使されています。このマッサージは、凝った腱と筋肉を温める効果があります。

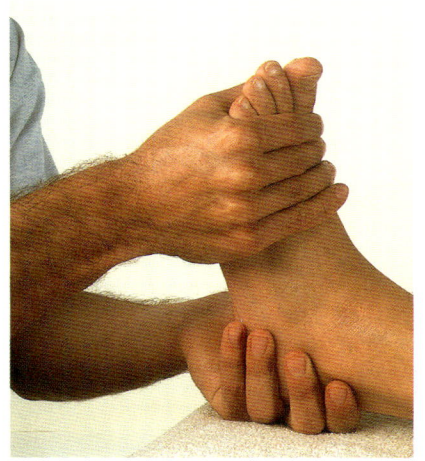

2. 伸ばした足を押し戻すように曲げ、足全体と足首を少しほぐします。今度は、痛みを感じない程度までやさしく足を伸ばします。次いで、リンギングの要領で両側に足をやさしくねじり、あらゆる方向に筋肉を伸ばします。このテクニックは筋肉をほぐし、関節が痙攣するのを防ぎます。

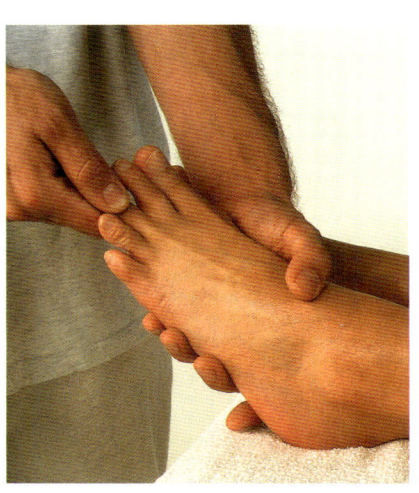

3. 親指と人差し指で足の指を1本つまみ、指先をぎゅっと握ってから、プリングを行います。この動作をすべての指に繰り返します。指を痛めないよう、初めはやさしく、反応を見ながら無理のない程度に力を加減します。1日中靴を履きっぱなしで足の指を動かさないこともよくありますが、このテクニックで柔軟性を保つことができます。

右：ハードな一日の終わりに、椅子にもたれ、5分のフットマッサージを行うと効果があります。酷使されて疲れた足を癒し、筋肉の痛みや凝りを和らげるのにぴったりです。

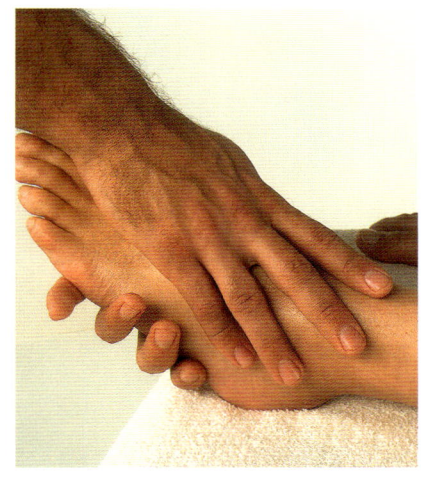

4. 片手で足を支え、もう片方の手を足の甲にのせ、指を伸ばして甲全体を包みます。のせたその手で足の甲を、指から足首に向かってやさしくなで上げます。この動作を反対の足にも繰り返します。スージングと呼ばれるこのテクニックは、血行を刺激し、エネルギーを体の上部、心臓のほうへ戻します。

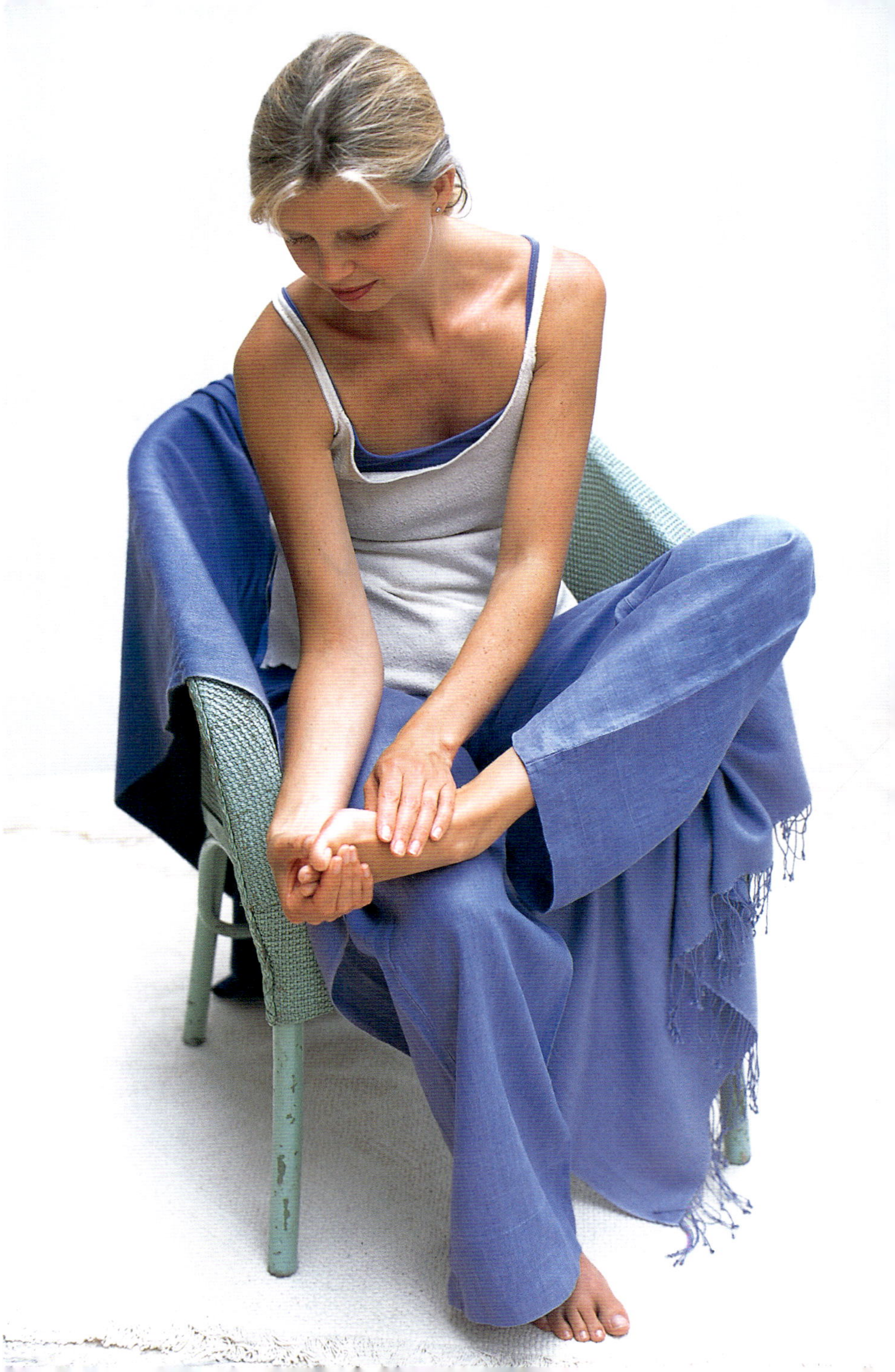

皮膚の角質をやわらかくする

角質のお手入れの秘訣は、一度に落とそうとするよりも、毎日やさしくこすること。
そうしないと、炎症を起こして赤くなるおそれがあります。

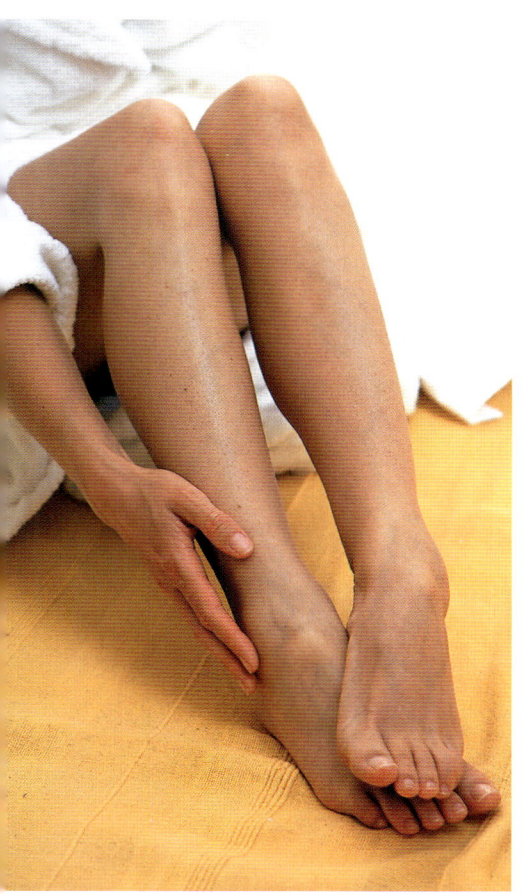

上：足を美しく保つには、
手と同じように念入りなお手入れを。

次のフットケアを毎日、または一日おきに行えば、やわらかくてなめらかな足を保て、角質やタコができるのを防げます。

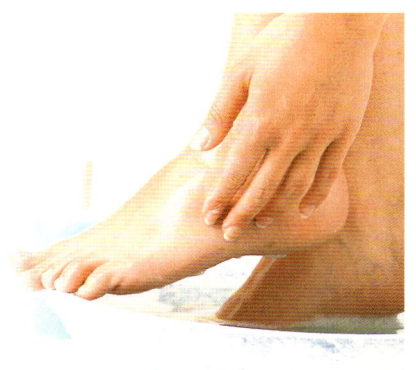

1. お手入れの初めに、洗面器のお湯にせっけんを少し溶かして足を浸し、洗ってやわらかくします。足の裏がひどくかさついているときは、重曹（ベーキングソーダ）30mlを加えて、最低15分は足を浸しておきます。これは消臭効果と、疲れきった足の鎮静効果もあります。タオルで足を軽くふき、ほどよく湿った状態で次のステップに進みましょう。

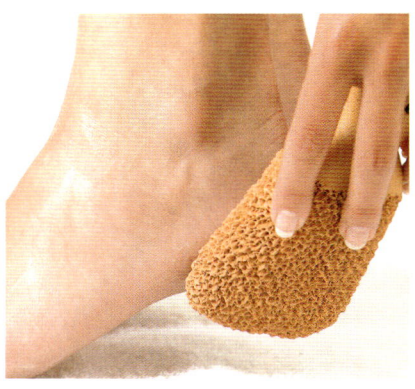

2. 足用のヤスリか軽石でトラブルのある部分を磨きます。かかと、側面、足の裏はこすりますが、指は避けましょう。皮膚がやわらかく、水ぶくれができるおそれがあるからです。ヘチマたわしかボディたわしでも代用できます。皮膚に痛みを感じたら、このステップを終えて、次のステップに進んでください。角質は徐々に取りましょう。一日もすればまたこすることができるようになります。

タコを取り除く

タコ、ウオノメ、角質ができたとしても、サリチル酸含有の特別なばんそうこうを使って自分でケアできます。サリチル酸は角質落としに効果を発揮します。また、肌自身の潤いを利用して同じ効果を発揮するばんそうこうもあります。こちらのほうがより穏やかに作用します。大きいタコを退治する場合は、手足治療の専門医に診てもらいましょう。

足首のケア

足にタコができやすいように、足首と向こうずねの肌は乾燥してかさつきやすいものです。このトリートメントは、マッサージのテクニックのように軽くソフトなタッチで、古くなった角質を取り除き、血行を刺激します。

キャリアオイル20mℓにマンダリンなどの精油2滴をブレンドします。やわらかめの天然毛ブラシをお湯で濡らして、ブレンドしたオイルを5mℓほどつけます。足の甲を上向きにやさしくこすります。かかとと足首のまわり、次いで向こうずね、ふくらはぎを、必ず上向きにこすっていきます。必要ならオイルを足して、合わせて3回行います。

余分なオイルを布でふき取ります。同じ布を使って足の甲から向こうずねまで、この部分がすっかり乾いて心地よく感じられるまでやさしくさすります。

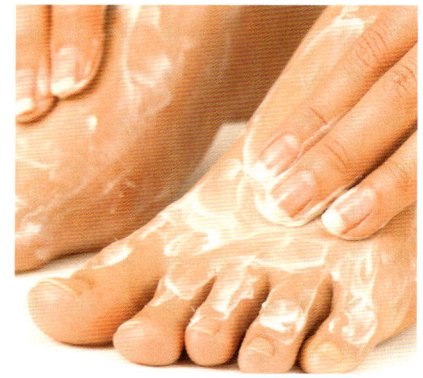

3. 毎日、足にフットクリームを塗り、体のほかの部分と同じようにまめに潤いを与えましょう。細菌が繁殖しやすい指の間の湿りがちな部分は避け、クリームをよくすりこんでください。週に1回はクリームを多めに塗って、皮膚に吸収させます。そして薄手のコットンの靴下をはいてひと晩保湿します。この潤い補給の効果で、翌朝には見違えるほど足がやわらかくなっているはずです。

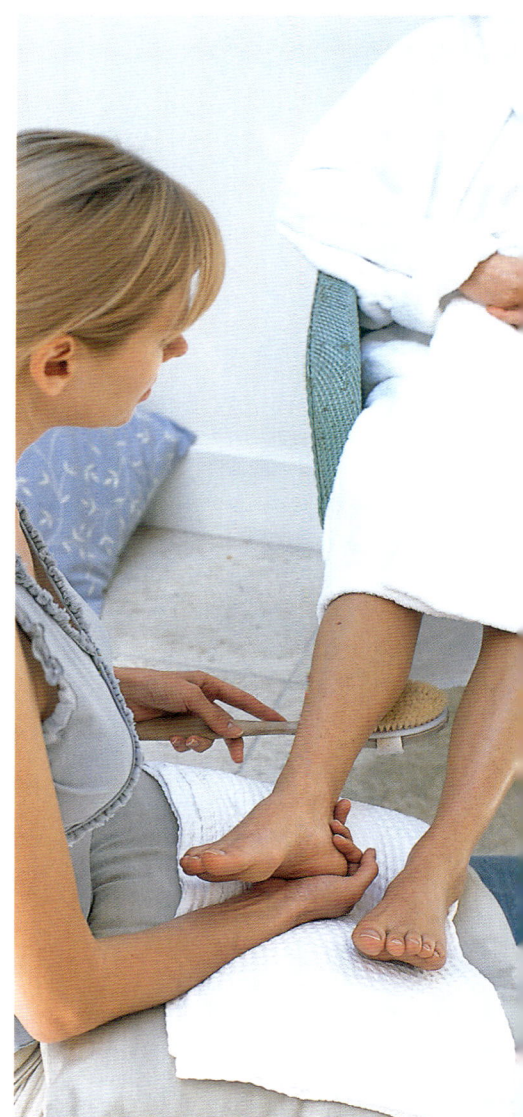

上：古い角質などをこまめに取り除くと、足首や足に効果的です。

ストレス緩和の力強い味方

ストレスは消化器系や呼吸器系にたまることが多いものです。
そういった器官の緊張をとり、働きを高めるリフレクソロジーをご紹介します。

ストレスを感じていると、"闘争・逃走反応"によってアドレナリンというホルモンの分泌が促され、それがさまざまな面で体に影響を及ぼします。症状には、動悸、緊張性頭痛、息切れ、首の痛み、そして高血圧があげられます。ストレスによって寿命が縮まることもあるので、その解消法を身につけることが、全身の健康増進につながります。

（訳注）闘争・逃走反応
ストレスや危険を感じたとき、「闘う」あるいは「逃げる」ために体内器官の働きが最大限に高まる反応。

ストレスを解消する

時間をつくって、定期的に休憩を取ることが大切です。午前と午後の2回、ほんの10分休憩を取るだけでも、ストレスがたまるのを防いでくれます。定期的に運動を、特にさわやかな空気のもとで行えば、たまったエネルギーを燃焼できます。そうしないと、体内に蓄積してしまいます。また、運動するとぐっすり眠れます。日々の疲れから回復し、病気を防ぐには睡眠が不可欠ですから、これはとても重要なことです。

リフレクソロジーは、緊張が続いていると思われる体の特定部位に的を絞ることで、ストレスを取り除きます。テクニックを学んでいる段階では、次のエクササイズで示すように、ケアしたい部分にアイブローペンシルなどで線を引くとよいでしょう。

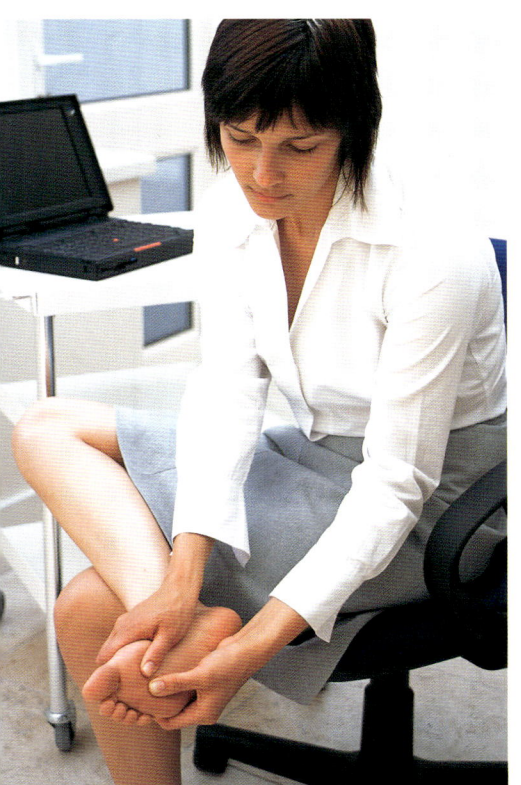

左：リフレクソロジーはオフィスでも自宅でもできるストレス軽減法です。

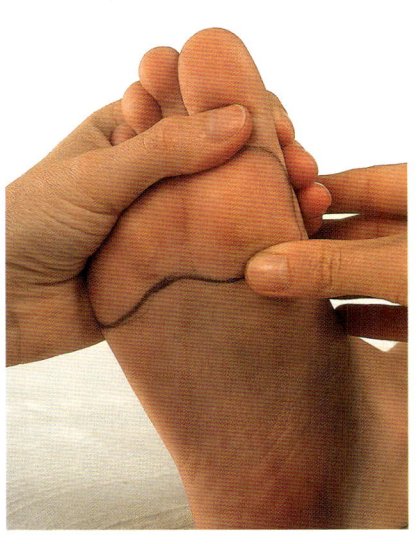

1. 横隔膜をリラックスさせるには、まず写真のように片手で足を握り、もう片方の手の親指を足指のつけ根ふくらみの下にあてて、足を親指のほうに倒し、再び持ち上げます。次に、親指を足の外側に少しずらして、徐々に端まで押し進め、もとの位置に戻します。つまり、足のふくらみの境界線に沿ったサムウォーキングです。横隔膜の緊張を和らげることで、筋肉が自在に動くようになります。

ここで紹介する4つのエクササイズは、一人でもパートナーといっしょでも行えます。最も効果を上げるには、素足で行いましょう。ただし、ストッキングや靴下が脱げない場合は、エネルギーの流れを刺激する程度に圧力を加えれば十分です。

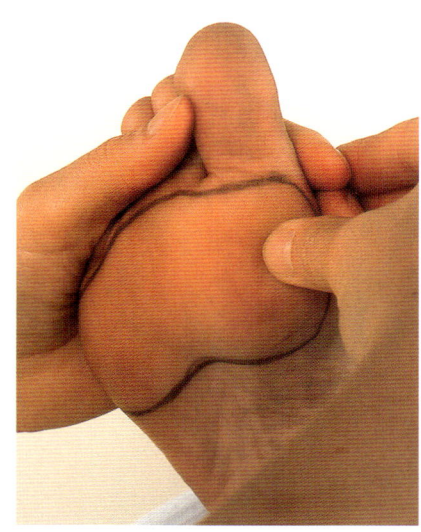

2. 横隔膜がリラックスしたら、今度は横隔膜の少し上にある肺の反射区を刺激しましょう。先ほどと同じサムウォーキングで反射区内を圧迫していきます。呼吸が深くなって、肺により多くの空気を吸い込んでいることがわかるはずです。血液が酸素をたくさん吸収するにつれ、不安が鎮まり始めるのを感じるでしょう。

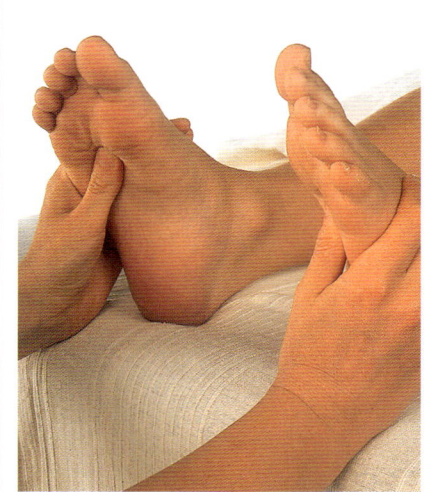

3. 太陽神経叢による呼吸のエクササイズでは、両足を同時に刺激します。それぞれの足を握り、親指を横隔膜ラインの中心に置きます。息を吸いながら、親指で数秒間やさしく押しつづけ、息を吐きながら再び力を抜きます。自然なリズムで呼吸できるようになるまで、何度か繰り返しましょう。

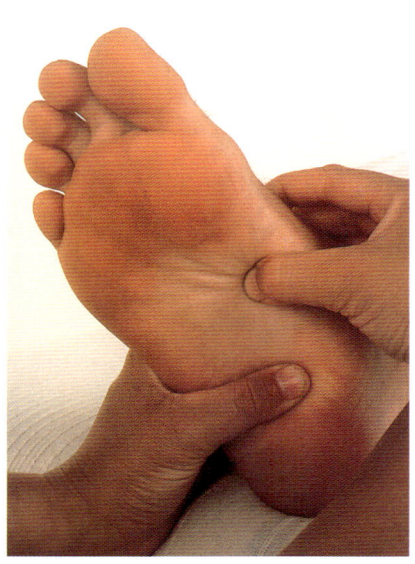

4. 副腎の反射区をケアするには、写真の位置に親指をあててやさしく円を描くようにもみます。これは、"闘争・逃走反応"を起こすホルモンであるアドレナリンの分泌を減らします。アドレナリンの量を減らすことで、高血圧、緊張性頭痛、消化不良といったストレス性の症状が緩和しはじめ、体が再びうまく機能するようになります。

トレーニング後のエクササイズ

このエクササイズを行って、運動中に酷使した筋肉を鎮め、落ち着かせましょう。
自宅で行う場合は、まずフットバスに足を浸してからトリートメントを始めるとよいでしょう。

かならず足が完全に乾いた状態で始めてください。好みによって、
少量のマッサージオイルを両方の手のひらになじませ、温めておきます。

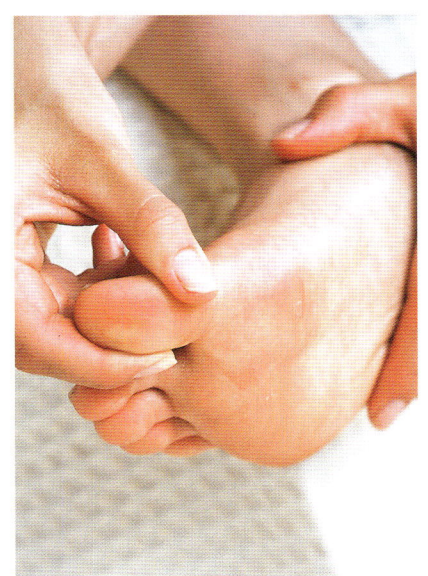

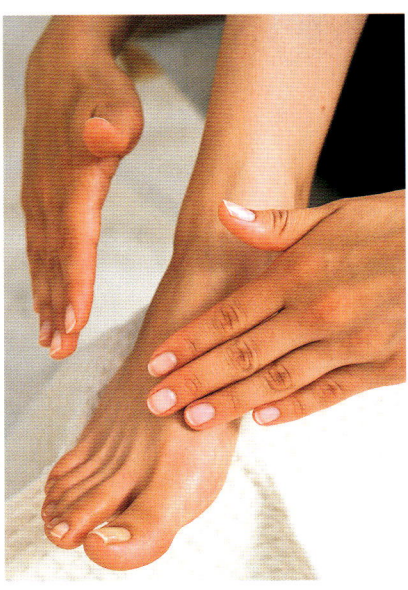

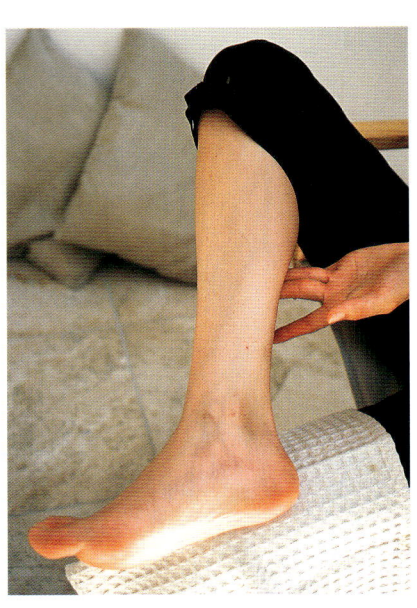

1. 右足から始めます。左手の親指と人差し指を使って足の親指をまっすぐひっぱり、そのまま5つ数えます。次に足の親指を右回りにゆっくりと回し、左回りも同様にします。他の指にも同じことを繰り返し、左足に移ります。

2. 再び右足から始めます。足の下に、クッションになるようなやわらかいものを敷きます。指先を使って、足の裏、側面、足首も含めて足全体をたたきます。できるだけ強くたたきますが、足の甲は弱めにします。このテクニックは毒素を取り除きます。

3. こむら返りを起こさないためには、まずアキレス腱の上に2本の指をあてて、次にふくらはぎの筋肉の張りが感じられるところまで滑らせます。この部分の筋肉を押しながら、円を描くようにして強めに指を動かします。さらに上に向かって進み、ふくらはぎの筋肉全体をケアします。これを数回繰り返します。

右：足の裏は乾燥してひび割れを起こしがちです。特に運動をして衝撃を受けた後にはその傾向があります。少なくとも週に1回、オイルを使ったマッサージを行うと、やわらかくしなやかで、しっとりした足を保つのに大きな効果があります。

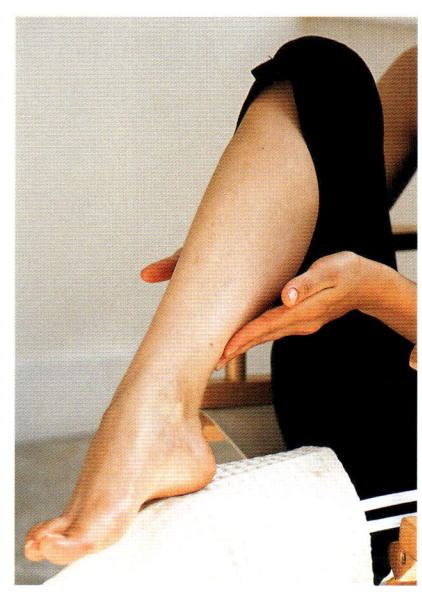

4. 最後に、リラックスを導くやさしいケアをして終わります。指先が逆方向に向くように両手をくっつけて脚の裏に置きます。足首から膝までくまなくリズミカルになで上げます。足首まで手を戻し、この動作を2回繰り返します。

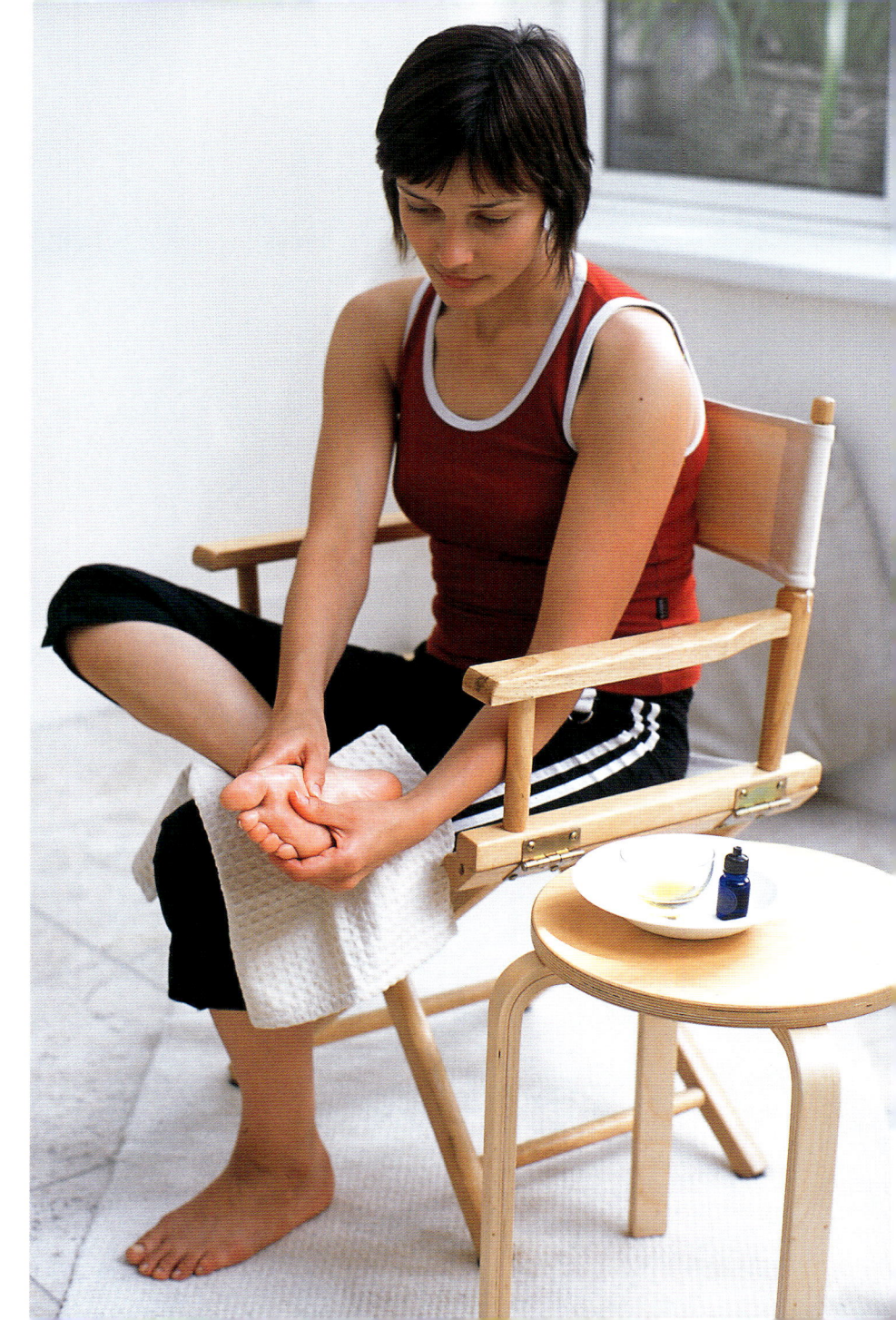

免疫力を高める指圧

指圧は、足のつぼを押したり、軽くつまんだりすることにより、ヒーリングエネルギーの流れを器官のほうへ向けます。各器官は足の複数のつぼに対応していることがあります。

まず、足をやさしくマッサージしてリラックスさせ、エネルギーが流れやすくすることからセルフトリートメントを始めましょう。
注意：妊娠3か月以内の場合は、行わないでください。

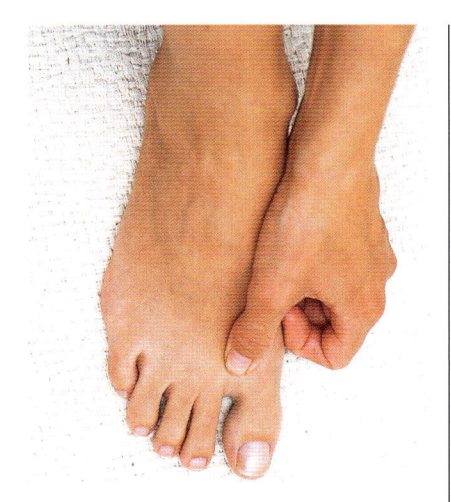

1. 右足を床に平らに置き、足の親指と第二指の間にある溝に手の親指を置きます。親指を押しつけながら足の甲に向かって移動させ、指の付け根まで戻します。しっかりと力を入れて、2回繰り返します。この指圧は、つぼ肝臓3を刺激し、ストレスからくる症状を抑えます。

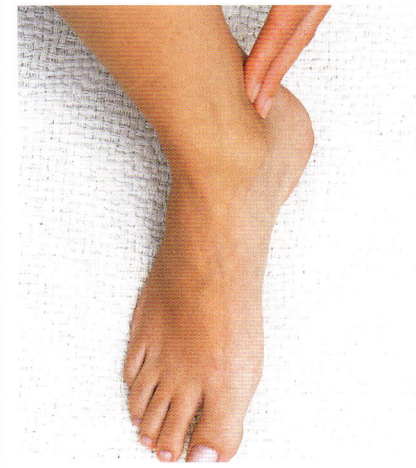

2. 内くるぶしとアキレス腱の出っ張った部分の間に、人差し指と中指をあてます。押して20数え、力を抜いて30数えます。2回繰り返します。この指圧は、腎臓3を刺激し、ハードな仕事を続けた結果、使い果たしたエネルギーのレベルを高めてくれます。

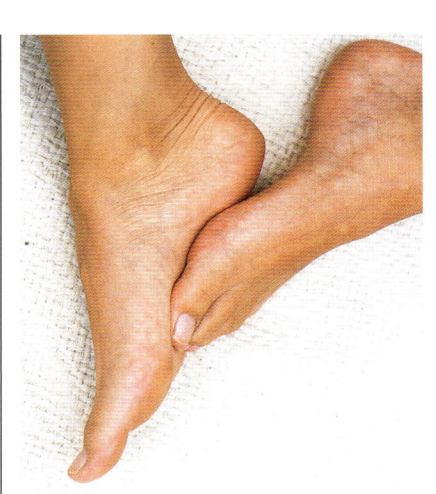

3. ステップ1と2を左足にも繰り返します。今度は、右足の内側のつぼが上向きになるように寝かせます。左足の指を使って縁に沿ってかかとから指までマッサージします。左足も同じようにします。この指圧は、肝臓と脾臓を刺激し、病原菌と闘う抗体の産生を助けます。

右：ダンスやエクササイズをしているときは同時にたくさんのつぼが刺激され、免疫システムのはたらきが活発になっています。

次の2つのつぼは、足首と向こうずねのところにあります。
右脚から始めて、必ず両脚に同じように指圧を行ってください。

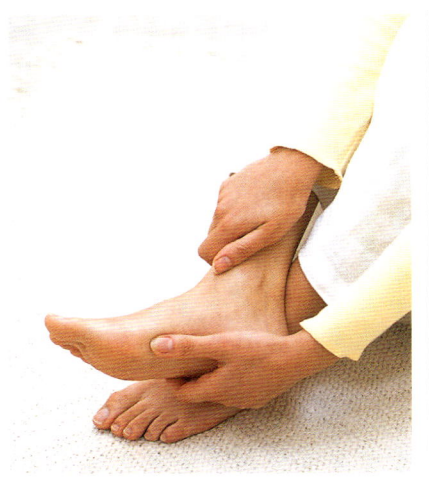

1. 左手の親指を、右足の内側の側面、足指のつけ根のふくらみより親指の幅1本分下にあてます。深呼吸しながら、30秒押しつづけます。ゆっくりと力を抜いて20数え終わるまで呼吸し、そしてまた30秒押します。左足にも同じように行います。この指圧は、脾臓4を刺激し、風邪を退治してくれます。

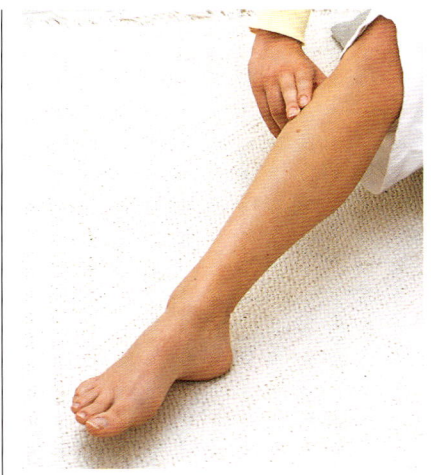

2. 右手の人差し指と中指を右脚の外側にあてます。ひざがしらから指の幅4本分下、脛骨から指の幅1本分外側に、指がくるようにします。このつぼは胃36と呼ばれ、エネルギーをすばやく高めるのに使われます。呼吸をしながら、50数え終わるまで上下に刺激します。しばらく休んでから、繰り返します。

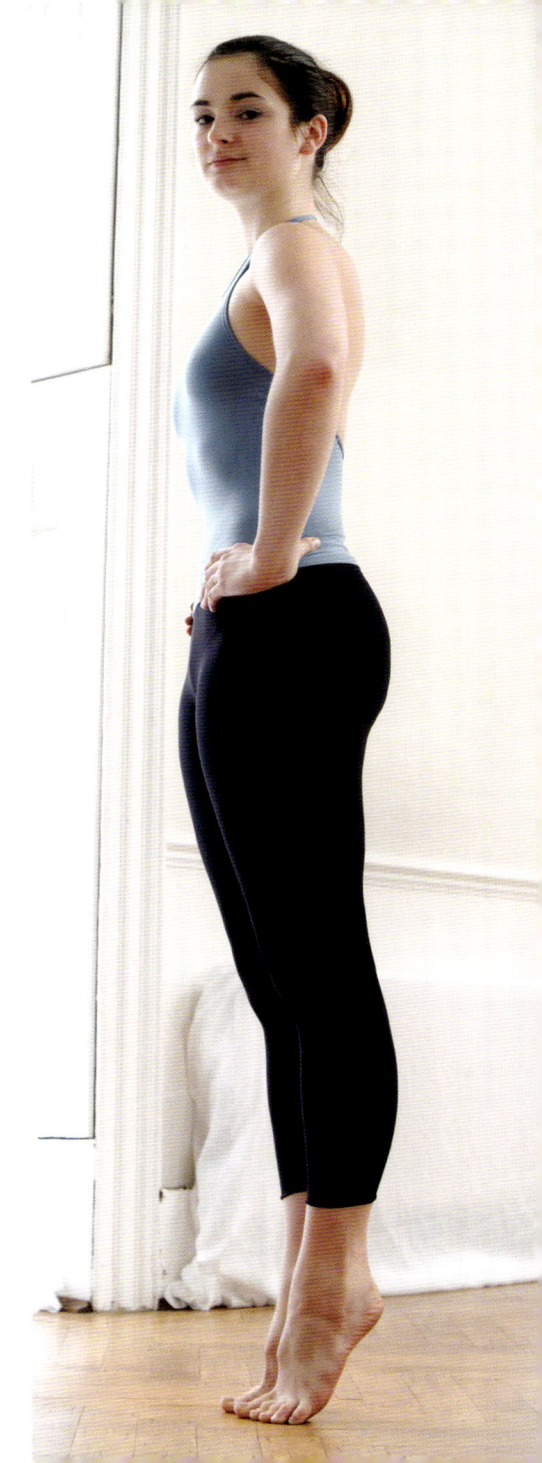

ペディキュアで美しく

ふだんのフットケアに、ネイルケアも忘れずとり入れましょう。
週に1度の爪のお手入れで、つねに足を美しく健康に保てます。

まず、ネイルケアの必需品を揃えましょう。爪切り、綿棒、爪やすり、
トウセパレーター、脱脂綿、透明かカラーのネイルカラー、そして除光液です。

1. 爪切りか先の曲がった専用のはさみを使って、爪をまっすぐに切ります。爪やすりで爪をまっすぐに整え、両端には少し丸みをもたせます。痛みを伴う巻き爪にならないよう、削りすぎに注意しましょう。

2. 次に、爪の生え際にキューティクルクリーム、あるいはアーモンドオイルかオリーブオイルを塗り、爪と甘皮に円を描くようにすりこみます。これは甘皮を整えるのに役立つだけでなく、爪を保護し、栄養を与えます。

3. 数分おいてクリームを浸透させ、甘皮をやわらかくします。次に、先がななめにカットされたスティックか綿棒で甘皮を生え際に向かってやさしく押し下げます。固い甘皮を一度に動かそうとせず、すばやく軽い動きを繰り返しましょう。残ったクリームをよくふき取り、仕上げに透明の強化剤をひと塗りします。

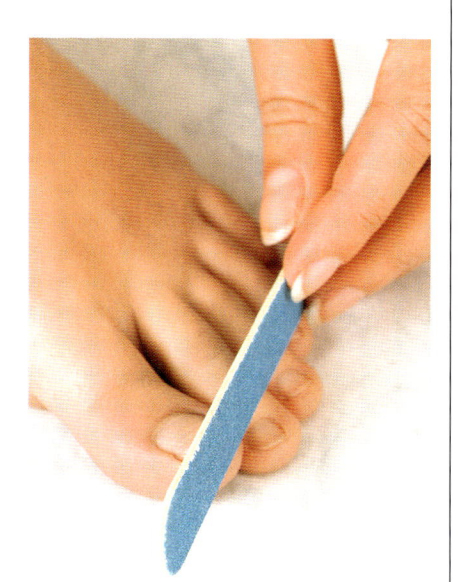

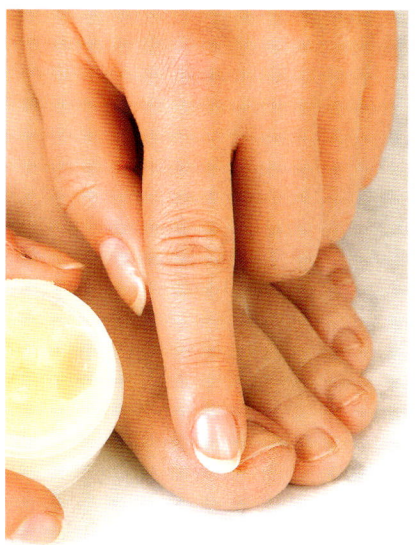

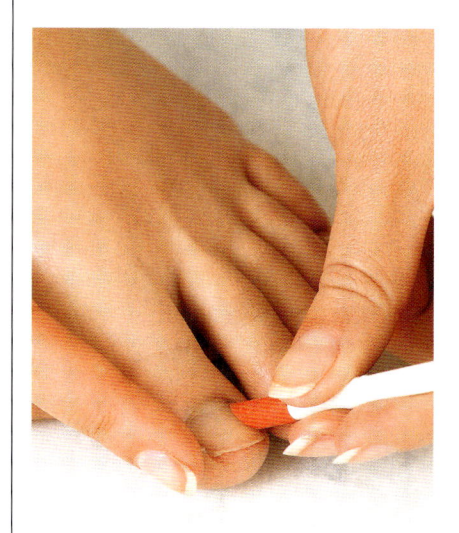

ネイルカラー液を塗る

　足の爪はふつう、手の爪よりも濃い色が似合うので、鮮やかで目立つ色を楽しむことができます。足を目立たせたくなければ、透明か淡いピンクのオーソドックスな色にしましょう。

1. 好みによりますが、脱脂綿か、ゴム製のトウセパレーターを使えば、指を離すことができます。そういったものが手近になければ、代わりにティッシュペーパーをねじって、編み込むように指の間に入れてもよいでしょう。透明のベースコートを塗って、爪の表面をなめらかにします。ベースコートには、ネイルカラーの鮮やかな色素が爪に沈着するのを防ぐ役割もあります。

2. ネイルカラーを選び、爪のまんなかにひと塗りしてから、両側に塗っていきます。充分乾くまでおいてから、2度塗りをします。仕上げに、ネイルカラーを長持ちさせる透明のトップコートを塗って、ネイルカラーがはがれないように1時間おいてから靴下やストッキングや靴を履きます。

右：ペディキュアは自宅で手軽にできて、オリジナルのおしゃれを工夫できます。

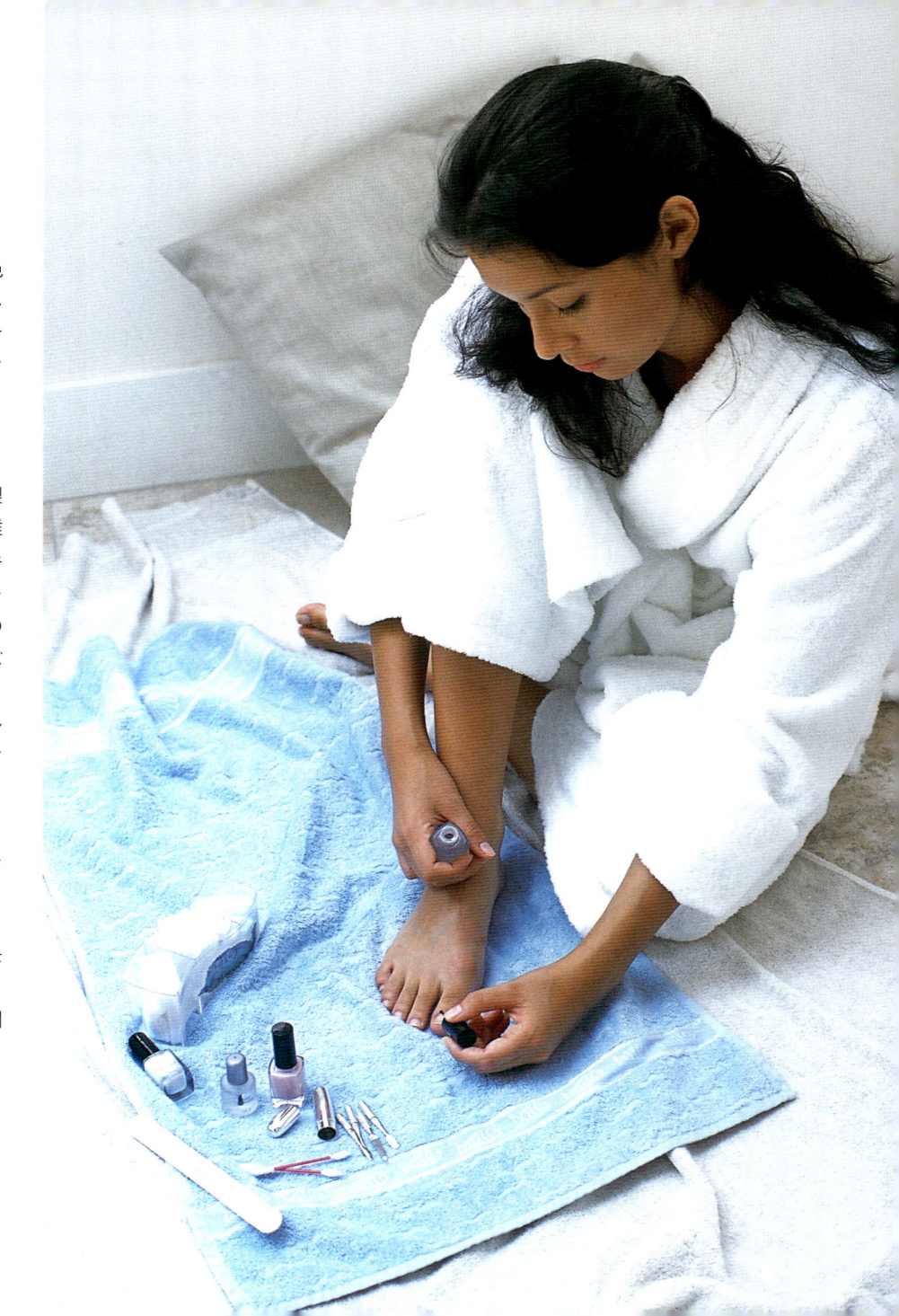

心を落ち着けるベッドタイムのマッサージ

足は1日中休みなく働いています。夜のちょっとした時間を活用して手入れをすれば、足の緊張がほぐれ、やすらかな眠りが訪れるでしょう。寝る前にこのマッサージをパートナーといっしょに行いましょう。

キャリアオイルにベルガモット、ネロリ、またはサンダルウッドなど、気持ちを落ち着ける効果のある精油数滴をブレンドして、夜にふさわしい香りのマッサージオイルを準備しておきます。

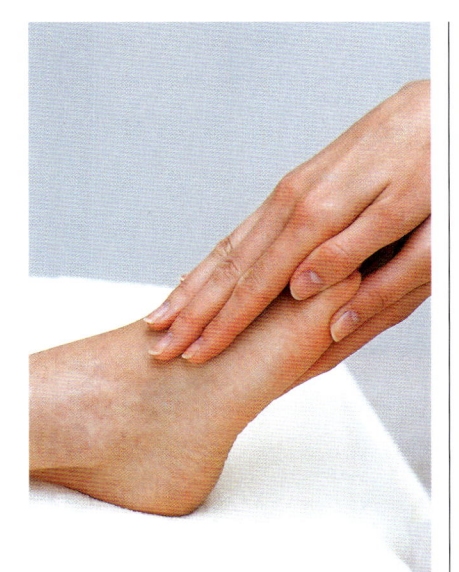

1. 片手を右足の甲に縦向きにのせ、もう片方の手を下に添えるようにして、両手で足をはさみます。その手を指のほうへ滑らせ、もとへ戻します。圧迫を増しながら、数回繰り返します。

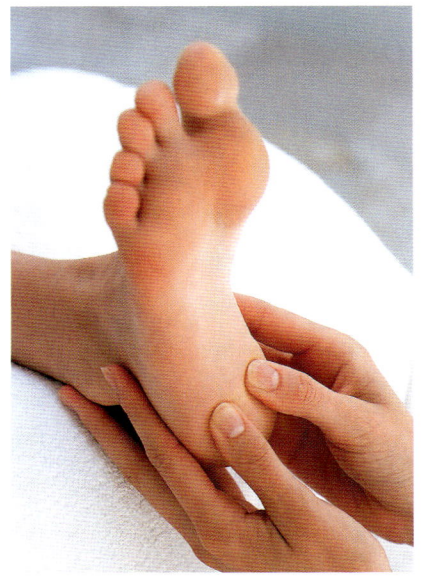

2. 今度は、両親指をかかとに置きます。片方がもう片方より少し上にくるようにします。親指で小さな円を描くようにもんでください。上に進めていきますが、土踏まずには軽めの圧迫にしましょう。土踏まずは、かかとや指の付け根のふくらみより敏感で、痛みを感じやすいためです。

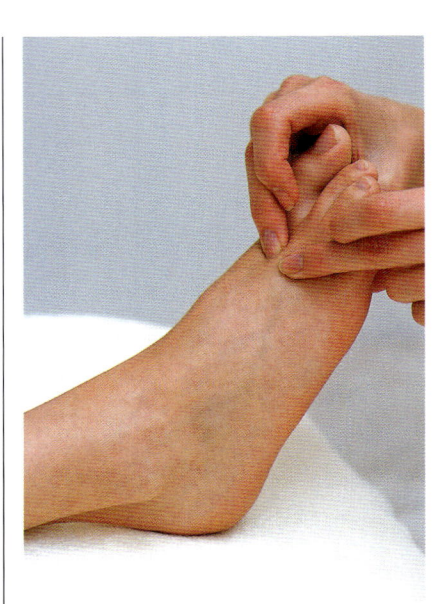

3. 足の甲も同じようにマッサージしますが、両中指を使います。足の親指と第二指の間の溝から始め、足首まで進みます。次は、第二指と第三指の間から始め、同じことを繰り返します。足全体に同様に行います。

右：寝る前のマッサージは、心を鎮め、リラックスさせるだけでなく、ロマンティックな気分にしてくれるので、パートナーと行うのにぴったりです。ともに過ごすこのひとときが二人にとって有意義なものになり、触れ合うことで健康によい上にお互いの絆も深まります。

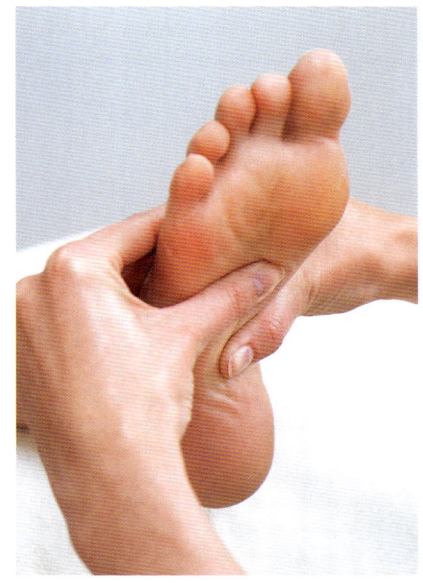

4. 両親指の先を向かいあわせにして足の裏に置きます。右の親指を滑らせて左の親指の上に移動させ、次に左の親指を右の親指の上に、という動きを繰り返していきます。つま先から始めてかかとまで進み、またつま先まで戻ります。左足にも繰り返します。

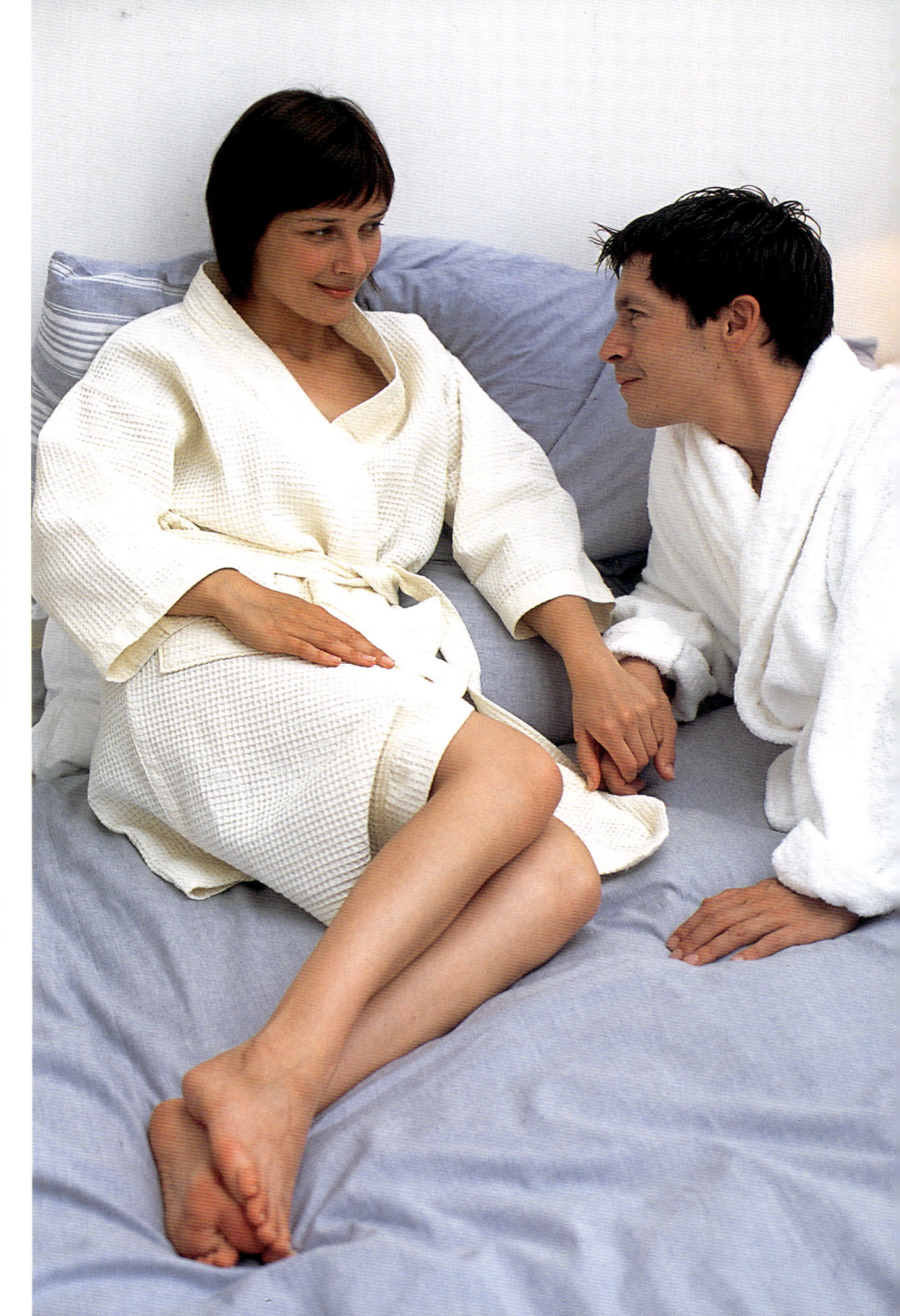

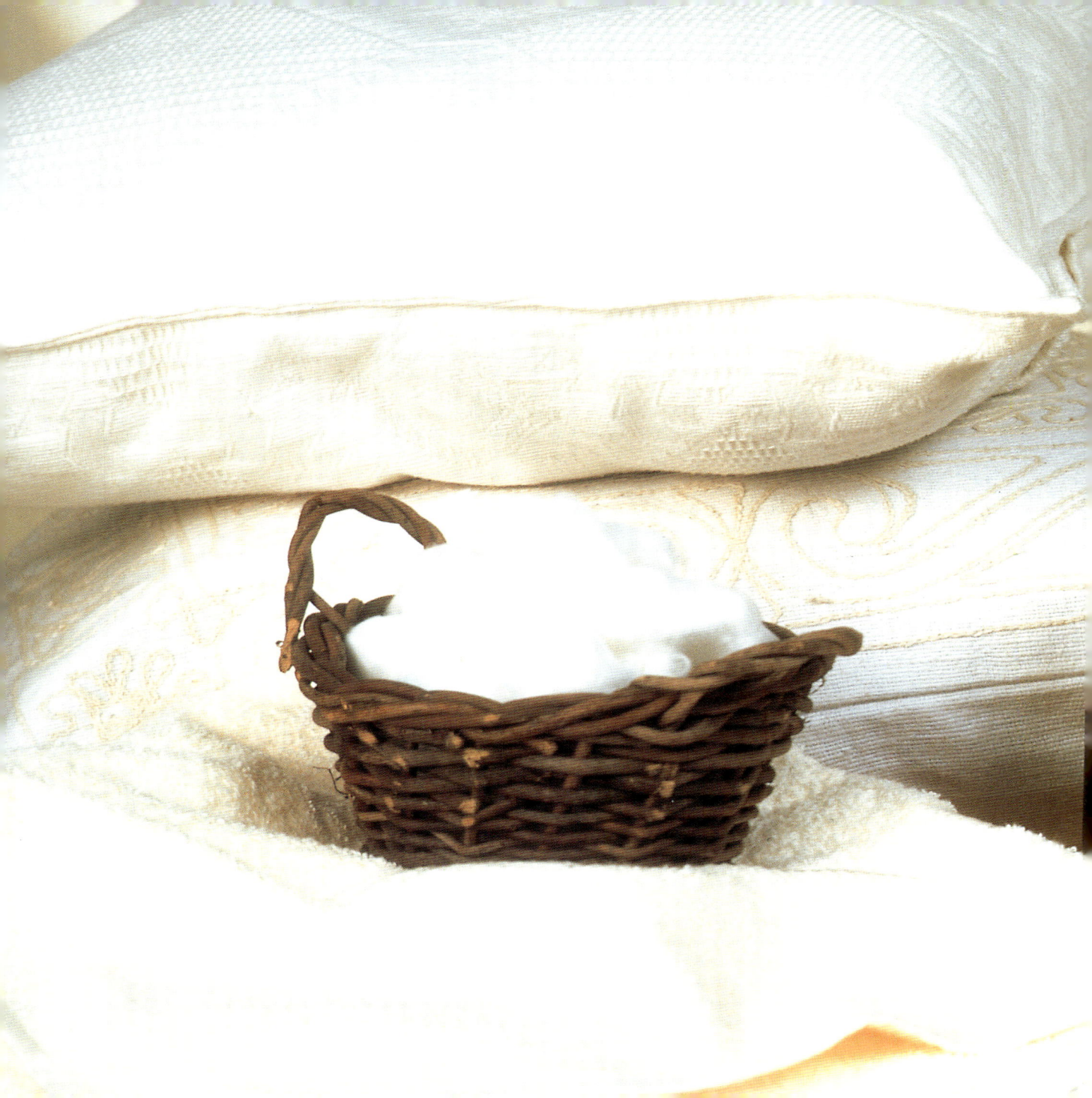

元気を取り戻すレシピ

質の高い天然素材をいくつか組み合わせるだけで、
心ゆくまで満足できて健康にもよい、あなただけの一品が作れます。
ここでご紹介する香りのよいスクラブ、オイル、フットバス、ローションで、
一日の終わりに足が生き返るケアができます。

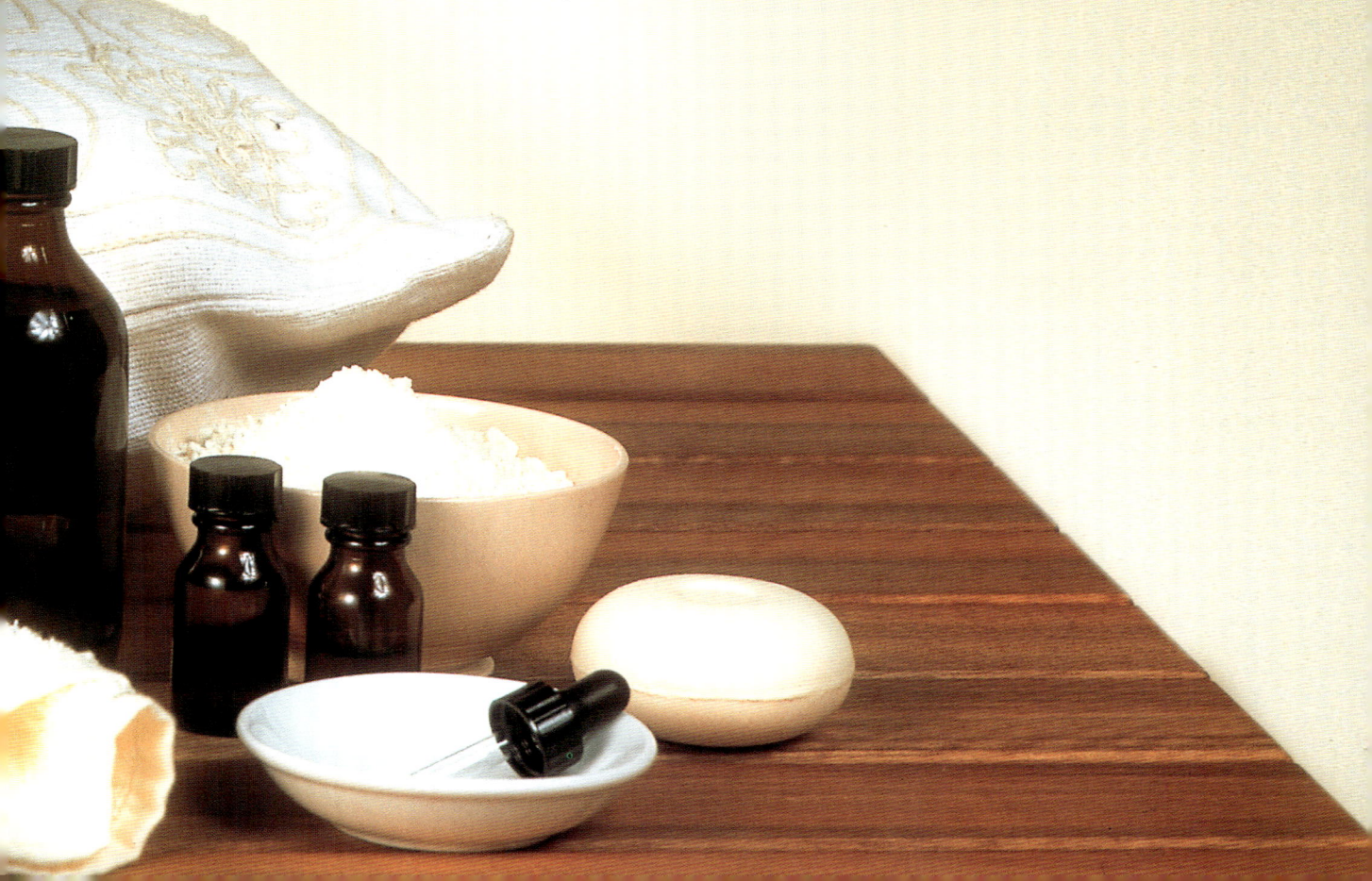

植物を用いたフットバス

フットバスは、疲れた足をリフレッシュさせるための手軽で効果的な方法です。
痛みのある筋肉や関節を温め、ほぐすと同時に、ハーブの香りあふれる湯気が心も落ち着かせてくれます。

これらの簡単なレシピでは、乾燥または生のハーブをお湯につけて成分を抽出します。どの植物にも異なる効用があります。松葉やペパーミントのオイルは体内組織を刺激し、痛みを和らげます。また、ラベンダーは細胞を活性化し、カモミールは神経を落ち着かせます。

足の痛みにハーバルフットバス

ここで使う生のハーブは、庭や野原でよく見かけるものですが、もし手に入らなければ乾燥ハーブで代用できます。エプソム塩とホウ砂を加えると、鎮静と浄化の作用はさらに高まります。

生のハーブ（ペパーミント、ヤロー、松葉、カモミールの花、ローズマリー、ハウスリークなどを混ぜたもの） 50g
熱湯 1ℓ
ホウ砂 15mℓ
エプソム塩（硫酸マグネシウム） 15mℓ

1. 大きめのボウルに粗く刻んだハーブを入れ、熱湯を注ぎます。そのまま1時間置きます。
2. ハーブをこした浸出液を、約1.8ℓのお湯をはった洗面器に加えます。お湯の温度は、やけどするほど熱くせず、気持ちよく感じる程度にしましょう。
3. ホウ砂とエプソム塩を入れてかき混ぜ、足を浸します。15〜20分つけておきます。

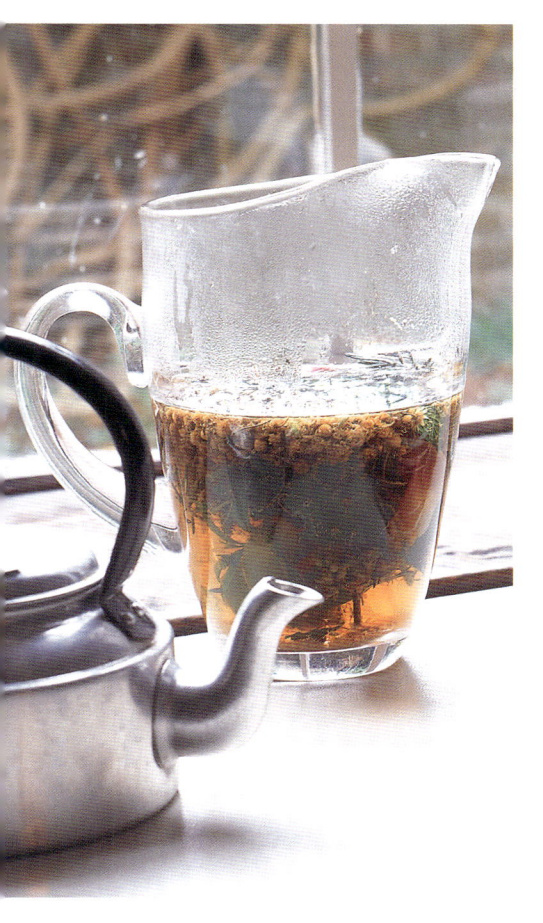

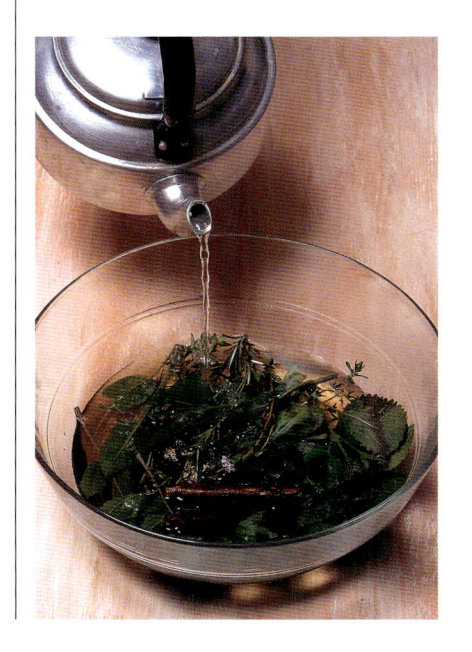

上：煎じた生のハーブは、体を鎮静させるばかりでなく、五感を刺激します。

レモンバーベナとラベンダーのフットバス

　ラベンダーの穏やかな洗浄作用と、レモンバーベナのさわやかな香りを組み合わせたアロマバスです。全身が活性化し、足が生き返ります。りんご酢は髪や肌のコンディショナーとして重宝されています。

ラベンダー（乾燥または生のものをすりつぶす）　30㎖
レモンバーベナ（乾燥）　15g
ラベンダーの精油　5滴
りんご酢　30㎖

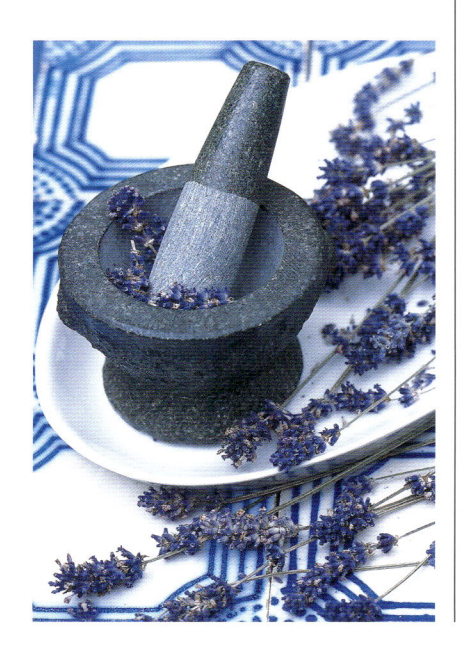

1. ラベンダーの生花を使う場合は、よく洗ってから乳棒と乳鉢ですりつぶし、天然の香りと精油を引き出します。準備の時間を節約したければ、乾燥したものを使ってもかまいません。
2. 洗面器にレモンバーベナとラベンダーを入れ、足がつかるくらいの熱湯を注ぎます。ほどよい温度に冷めたら、ラベンダーオイルとりんご酢を加え、20分足を浸します。肌が整い、生き返ります。

ラベンダーの精油

　常温で作るこの浸出油は、さまざまなバスオイルやマッサージオイルに加えられるので便利です。簡単な方法であなただけの自家製ラベンダーオイルができあがります。

1. まず、保存用のガラスビンに、洗っておいたラベンダーの花または葉を入れます。
2. 植物油をラベンダーがしっかりつかるまで注ぎます。ヒマワリオイルかグレープシードオイルを使ってみましょう。しっかりふたをしてください。
3. 1か月間、日当たりのよい窓辺に置いておき、精油と香りを植物油の中に浸出させます。毎日、軽くビンを振りましょう。
4. 遮光ビンに中味をこし入れます。8週間日持ちします。

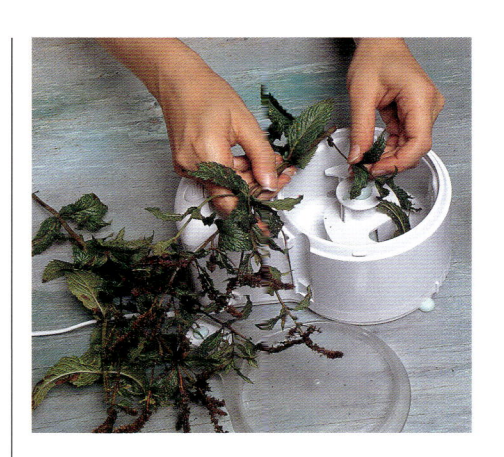

ミントのフットバス

　生のミントは足の痛みに効くすばらしい強壮剤であり、香りは心を落ち着かせてくれます。

ミント（大きめの枝）　12本
水　120㎖
熱湯　2.5ℓ
アーモンドオイル　15㎖
ミントの精油　1滴

1. フードプロセッサーにミントと水を入れ、緑色のペースト状にします。
2. できあがったものを、熱湯の入った大きめの洗面器に入れます。ほどよい温度まで冷めたら、足を浸します。
3. フットバス後は、濡れた足をタオルでやさしくふきます。アーモンドオイルとミントの精油を混ぜ合わせ、両足によくすりこみます。

フットスクラブで肌をすべすべに

足や足首をこするとき、ヘチマの代わりに甘い香りのスクラブを試してみましょう。
肌の荒れやかさつきが取れ、表面がすべすべになります。

次のフットスクラブはいずれも、フットバスで足を温めた後に、肌をほどよく湿らせた状態で行ってください。どちらのレシピも約150gできるので、残った分はガラス容器に保存して、2週間以内に使い切りましょう。

オレンジとアーモンドのフットスクラブ

足のお手入れにぴったりの、柑橘系のスクラブです。オートミールと粉末アーモンドはきめが粗いので、肌の汚れと古い角質を落としてくれます。また、オレンジの皮とバラの花びらは肌を刺激し、活力を与えます。精油は、お手入れを怠りがちな足に栄養分と潤いを与えてくれます。

オレンジの皮（粉末）　30㎖
アーモンド（粉末）　45㎖
オートミール　30㎖
バラの花びら　15㎖
アーモンドオイル　90㎖
フローラル系の精油（バラ、ジャスミン、ネロリなど）　5滴
樹木系の精油（サンダルウッド、シダーなど）　5滴

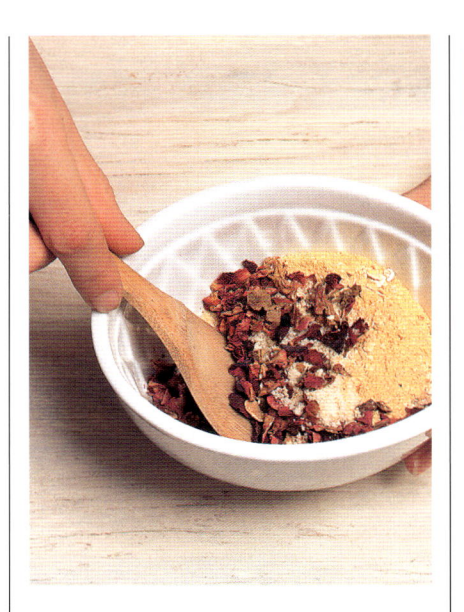

1. 粉末類の材料すべてをボウルに入れ、よく混ぜます。粉末状のオレンジの皮は、お菓子の材料として市販されているので便利ですが、オレンジまたはレモンの皮をおろして使うこともできます。粉末類にアーモンドオイルを1回に大さじ1杯ずつ混ぜていき、ざらざらのペースト状にします。

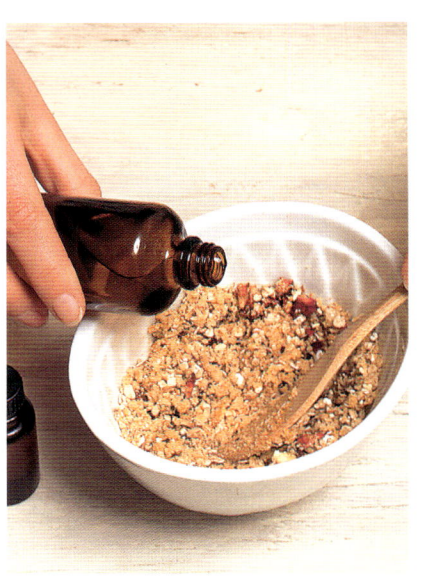

2. 選んだ精油を加え、よくかき混ぜておきます。フットバスの後、水気をタオルでしっかりふき取ってから、スクラブをひとつかみ手に取り、肌にすりこみます。片足ずつ、足の縁や足首の乾燥してざらついた部分を特に念入りに行います。スクラブが乾くまで置いておき、乾いたフランネルでやさしくふき取ります。

ホホバとグリセリンのフットスクラブ

剥がすタイプのこのスクラブは、足を元気づけたいときに使えます。グリセリンには保湿作用があり、フラーズアースと岩塩は皮膚の深部の汚れを取り除いてくれます。

足またはバス用の泡状洗剤　10㎖
マンダリンの精油2滴とゼラニウムの精油1滴（なければラベンダーとレモンの精油で代用可）
グリセリン　5㎖
フラーズアースと岩塩　各5㎖
アーモンドオイル　5㎖
ホホバオイル　5㎖

1. 清潔な小ビンに、泡状洗剤、精油、グリセリンを入れます。振ってから他の材料が準備できるまで置いておきます。
2. 中ぐらいのボウルにフラーズアースと岩塩を入れ、よく混ぜます。アーモンドオイルとホホバオイルを加え、さらによく混ぜます。
3. これにグリセリンを混ぜたものを加え、金属のスプーンで混ぜ合わせます。ゆるいペースト状で足に塗りやすいフットスクラブのできあがりです。

右：すべての材料を清潔なボウルやビンにあらかじめ用意しておきます。

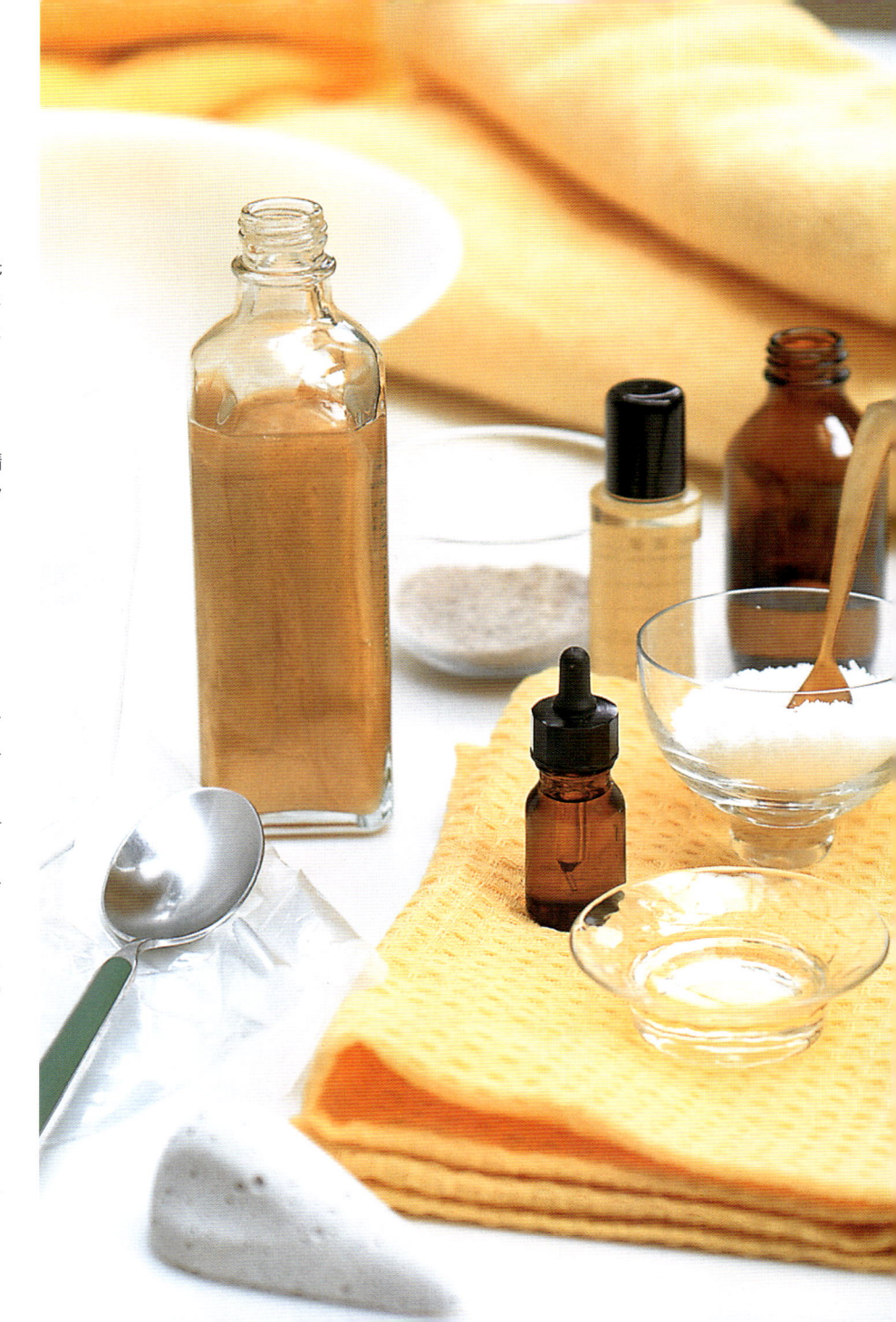

血行を刺激するアロマセラピーのオイル

お風呂上りに、元気を取り戻すアロマセラピーマッサージで痛みや疲れのある足を
いたわりましょう。ここでご紹介するレシピは、手軽に作れて保存もききます。

作り方は、消毒をした栓付きのガラスビンに材料を入れて、振り混ぜるだけです。どのレシピも出来上がりの量は約50mlです。

筋肉の痛みを和らげる

　ジョギングやスポーツ、あるいは長時間立ちっぱなしで足を酷使すると、筋肉が緊張したり、凝ったりします。このブレンドはそんな足をすばやくほぐします。パインオイルは疲れを取り、ローズマリーオイルは血行を刺激して体液の停滞を取り除いてくれます。

キャリアオイル（グレープシードかアー
　モンドなど）　45ml
ローズマリーの精油　10滴
パインの精油　10滴

1. まず、ブレンドしたオイル少量を手に取り、両手をよくこすり合わせて温めます。
2. 次に、そのオイルを足首とふくらはぎに手のひらで塗り、力強くマッサージします。このマッサージは血行を促進し、精油をすみやかに皮膚に浸透させます。足を代えて繰り返してください。

血行をよくする

　このマッサージで使うブラックペッパーの精油には、血行を刺激し、体内組織を温める効果があります。血行が悪いと、手足の先にまず冷えを感じます。手足の指の感覚が麻痺し、血液が行き渡らないために足の指が青くなることもあります。

キャリアオイル（グレープシードかアー
　モンドなど）　45ml
ブラックペッパーの精油　10滴

1. つま先がひどく冷えている場合は、オイルでケアをする前にマッサージして温めます。
2. 次に、ブレンドしたオイル少量を手に取り、両手をこすり合わせます。足の甲と側面をマッサージします。足の裏と土踏まずの乾燥した部分は、特に丹念に行います。指にもオイルを塗り広げて1本1本軽くマッサージし、つま先にも行います。もう一方の足も同じようにします。

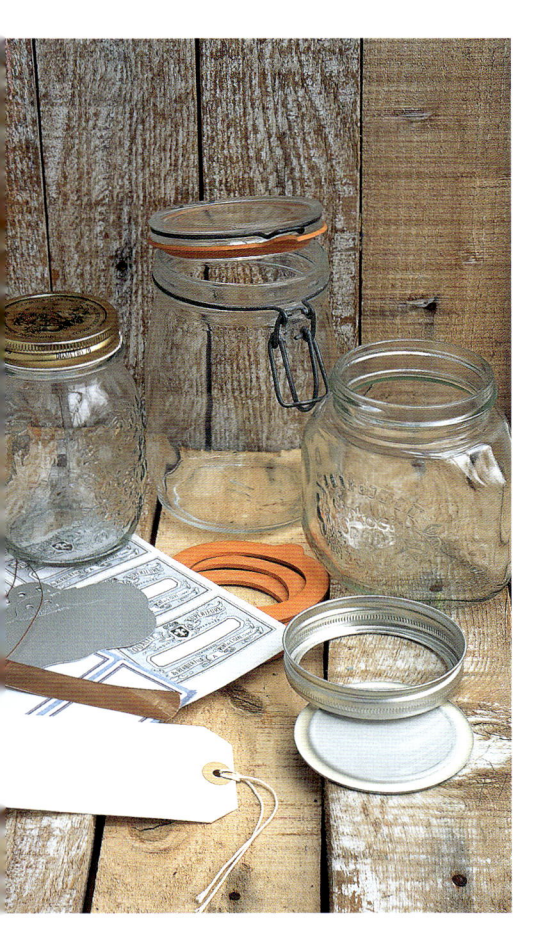

上：オイルはガラスビンに入れ、冷暗所で保管しましょう。

肌を冷やしてリフレッシュさせる

　痛みとほてりのある足に最適のマッサージオイルです。肌を冷やしてリフレッシュさせ、皮膚の奥深くに浸透します。ペパーミントオイルはメントールを含み、冷却効果と鎮攣作用があることで知られ、ハーブ療法で広く使われています。気分をすっきりさせてくれるレモンオイルには、浄化作用と殺菌作用があります。

キャリアオイル（グレープシードかアー
　　モンドなど）　45㎖
ペパーミントの精油　10滴
レモンの精油　10滴

　消臭作用のあるこのオイルでマッサージすれば、ハイキングシューズやスニーカーで長時間歩いたり走ったりした後の足にぴったりのケアができます。また、1日中靴の中に押しこめられた足への、仕事の後の強壮剤としても使えます。ミントとレモンのさわやかな香りが、気分を高揚させ、疲労を解消してくれます。

　右：アロマセラピーのオイルは、シャワーかフットバスで足を洗ったすぐ後にすりこむと最も効果的です。親指の腹を使ってオイルをなじませながら広げるだけで、皮膚に浸透しやすくなります。

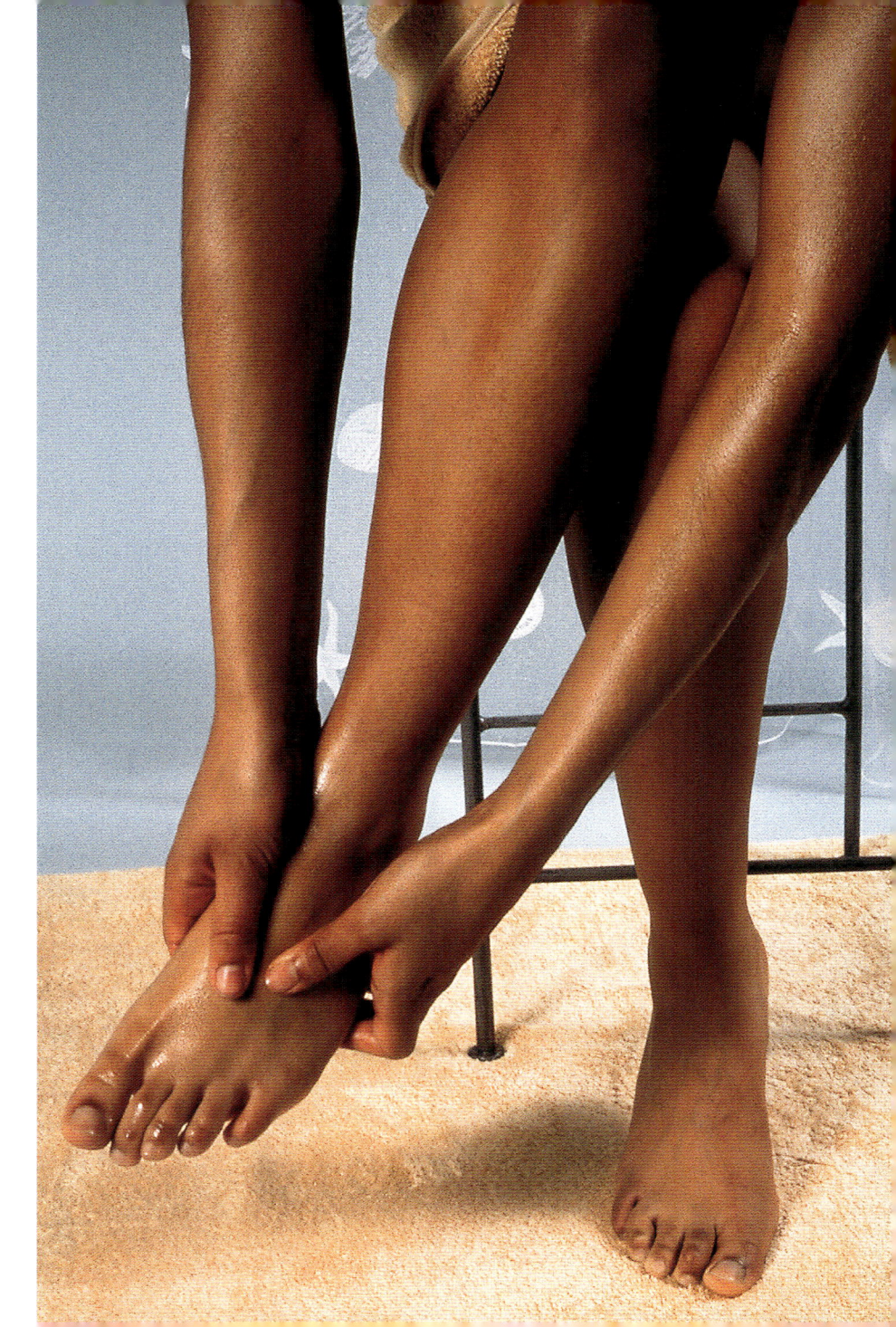

John Garrett

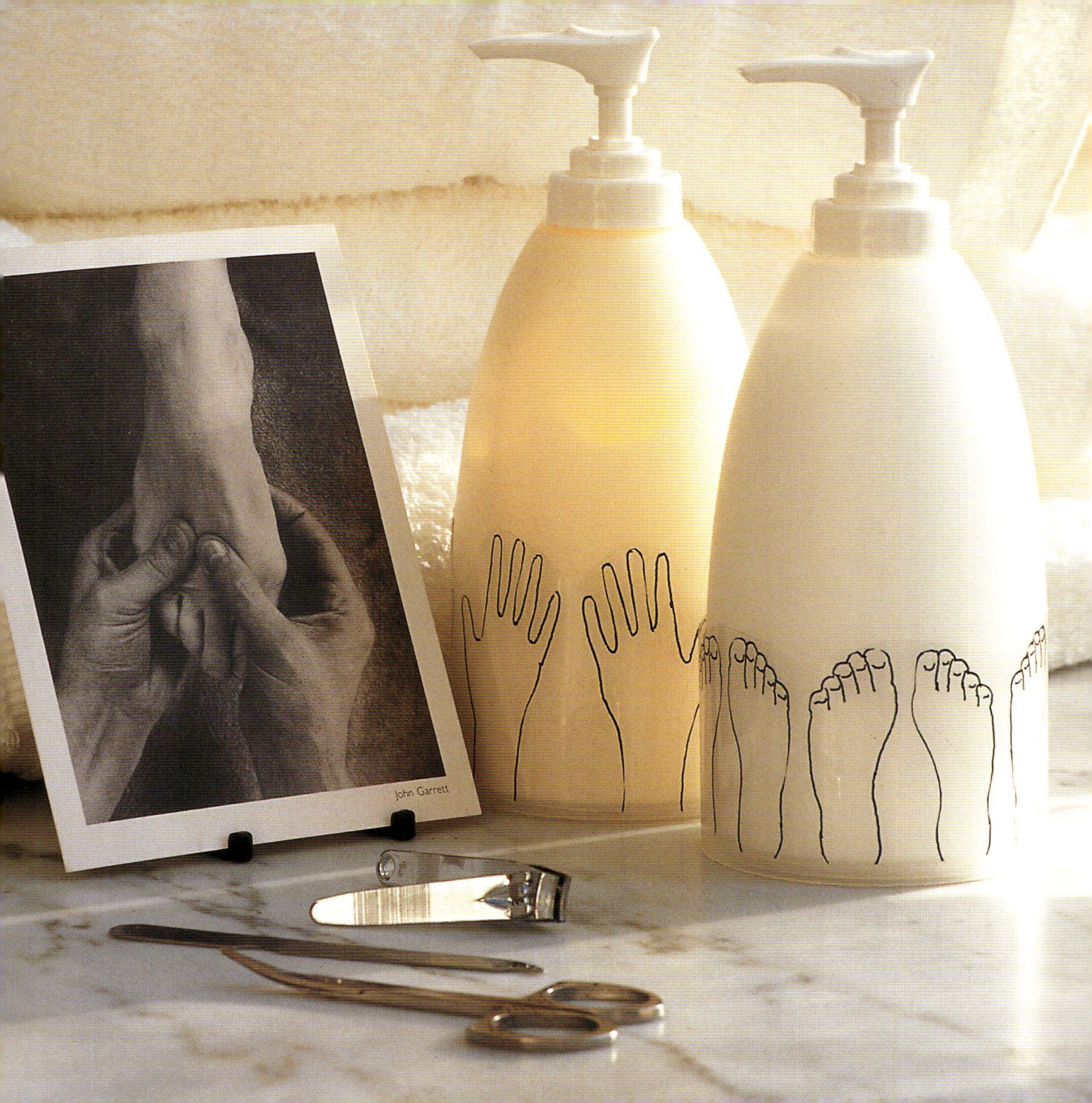

ハーバルフットクリーム

甘い香りがする栄養たっぷりのクリームは、簡単に作れて、かさついた肌に潤いを与えます。
ベースとなるクリームには、ラノリンとビタミンEが豊富なものを選びましょう。肌をよみがえらせてくれます。

ここでご紹介するフットクリームは、あっという間にできあがります。市販の無香料クリームに精油を加えるだけです。プラスチックのポンプ式ボトルかふた付きのガラスビン、または陶製容器に入れて保存します。どちらのレシピも出来上がりの量は約120㎖です。

花の香りのフットクリーム

このクリームの精油は足に潤いを与えます。カモミールは鎮静効果、ゼラニウムは切り傷を癒す効果、レモンオイルは肌をやわらかくする効果があります。ビタミンE配合のクリームには軟化作用があるので、ひどく乾燥して荒れた肌に効く夜用モイスチャライザーになります。

無香料のハンドクリーム（できればビタミンEかホホバオイルが豊富なもの）　120㎖
カモミールの精油　7滴
ゼラニウムの精油　7滴
レモンの精油　7滴

1. 小さめのボウルに無香料のハンドクリームを入れ、精油を加えてよく混ぜます。泡だて器を使うと、材料がよく混ざります。
2. 清潔なポンプ式ボトルにじょうごで入れます。クリームを足に塗り、吸収させます。

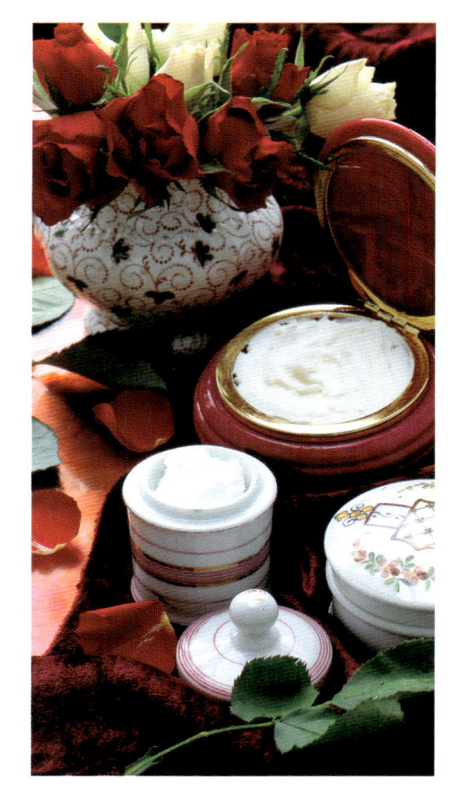

左：ハーバルクリームは、きれいなビンや手ごろなポンプ式ボトルで保存しましょう。

ティートリーとレモンのフットクリーム

このレシピの有効な成分はティートリーオイルで、殺菌作用と抗真菌作用があります。酷使のために疲れ、ほてった足を冷ましてリフレッシュさせるモイスチャライザーです。

無香料のハンドクリーム（できればビタミンEかホホバオイルが豊富なもの）　120㎖
ティートリーの精油　12滴
レモンの精油　7滴

花の香りのフットクリームと同じ要領で作ります。クリームが皮膚に吸収されたら、薄手のコットンの靴下を履くと、保湿効果が最大限に高まります。

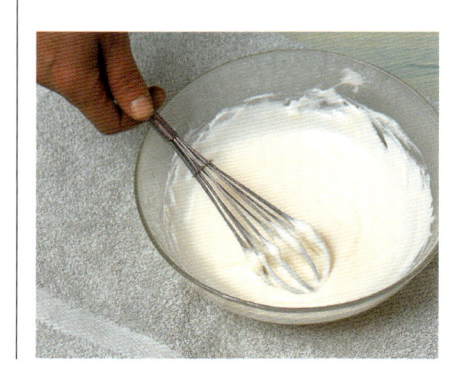

肌を落ち着かせるフットパウダー

パウダーをはたくのは、肌を落ち着かせ、ほてりを冷ますひとつの方法です。足をさらさらに保ち、汗を抑えてくれます。ここでご紹介するブレンドは、魅力的な香りで一日中すがすがしい気分にしてくれます。

パウダーは、ホームスパの仕上げにすばらしい花を添えてくれます。自宅で手軽に作れ、お好みの材料を選べます。

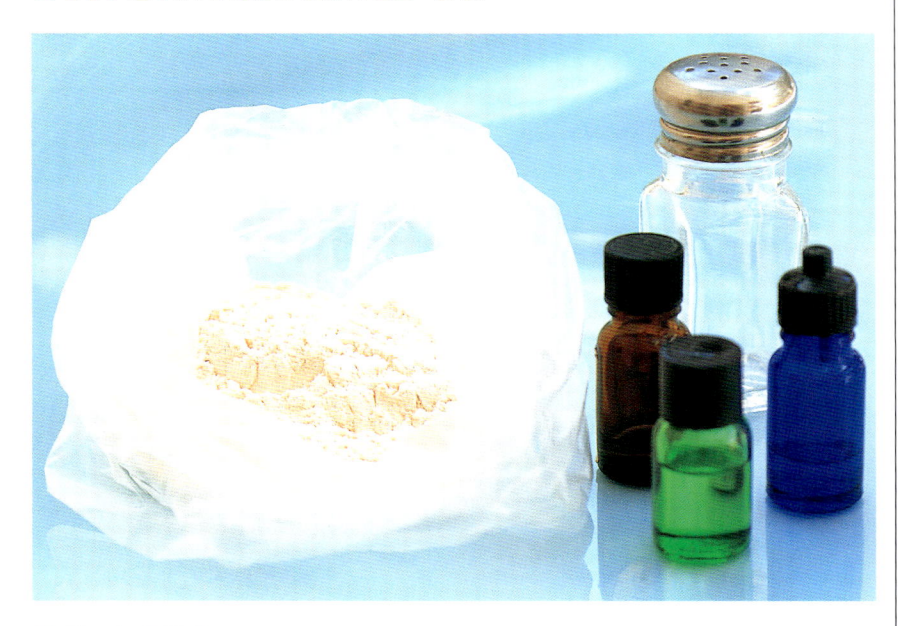

1. 米粉、粉末状のイリス根、重曹を混ぜ合わせます。粉末状のホウ酸5mlを加えてよく混ぜます。
2. 精油を加え、なじむまでかき混ぜます。できあがったパウダーを清潔なプラスチックのパウダー容器に移し替えます。

下：ティートリーから抽出した精油には、強い殺菌作用、抗菌作用、抗真菌作用があります。通常はキャリアオイルで薄めて使いますが、水虫、やいぼの治療に原液を塗ることもできます。

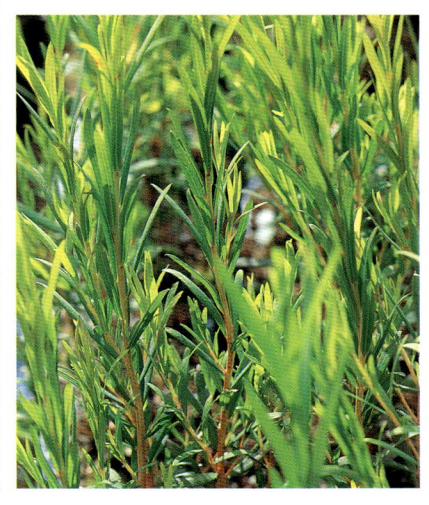

スポーツの後のクールダウン用パウダー

スポーツやダンスの前後に使うと、すばらしい効果をもたらすパウダーです。ティートリーは殺菌作用があるので欠かせませんが、レモンオイルはサンダルウッドやローズマリーといったほかの香りで代用できます。このレシピで約175gのパウダーができます。

米粉　50g
イリス根（粉末）　50g
重曹（ベーキングソーダ）　50g
ホウ酸（粉末）　5ml
ティートリーの精油　6滴
レモンの精油　6滴

華やかな香りのローズパウダー

　至福の香りを放つパウダーです。バラの精油と、基材には雲母（粉末状の鉱物）か無香料のタルカムパウダーを用います。このレシピでは175gですが、量は加減できます。パウダー6に対してコーンフラワー1の割合で調合するだけです。密封できるふた付きのガラスビンに保存すれば、湿気が入ることはありません。

雲母またはタルカムパウダー　150g
コーンフラワー（コーンスターチ）　25g
バラの精油　9滴

1. 粉末類をよく混ぜ合わせます。
2. ローズオイルを少しずつ加え、完全になじんでさらさらのパウダー状になるまでかき混ぜます。パフか手で足にはたきます。

　古くから親しまれてきたバラの香りは、気分を高揚させ、神経を落ち着かせます。ローズオイルの代わりに、ジャスミンやゼラニウムやメリッサといったフローラル系の好みの精油を使うのもいいでしょう。

右：香りのよいパウダーをはたくと、1日中足をさらさらに保てる上に、香りが気分を高めてくれます。

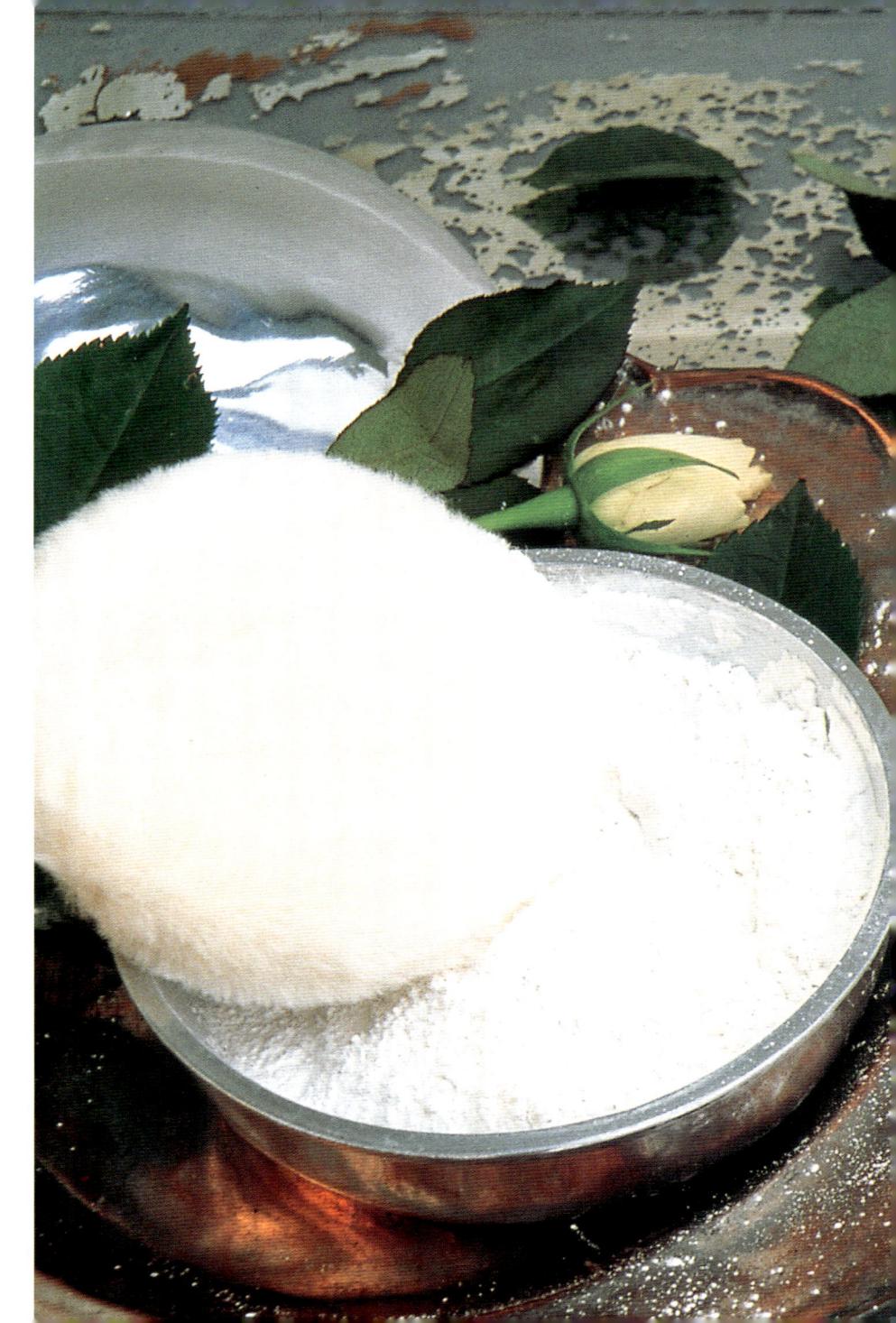

栄養たっぷりのマスク

足にマスクを塗ると、肌が潤され、つやつやになります。肌荒れや、日差しや摩擦のせいでできた足の裏やかかとのひび割れを撃退します。

マスクは肌のきめを整え、肌を引き締め、しわをできにくくします。ここでご紹介するレシピは生の素材を使うので、そのつど作り、残ったものは処分しましょう。マスクを足に塗り、15分おいたあと洗い流して、保湿用のオイルかクリームをつけます。

リンゴとハチミツのフットマスク

このマスクは、乾燥した肌に活力と潤いを与えます。さわやかで馥郁とした香りが五感を喜ばせてくれます。生のリンゴは活性化した酵素を含んでいて、肌を回復させます。卵黄はビタミンとミネラルの宝庫で、栄養を与えてくれます。ハチミツの抗菌作用は、肌のお手入れの効果を高めます。

卵黄　1個分
リンゴ（皮をむいて、すりおろしたもの）　小1個
ハチミツ　15㎖
アーモンドオイル　45㎖

卵黄を軽く溶いてから、リンゴとハチミツを混ぜます。アーモンドオイルを1回に少しずつ加え、どろどろのペースト状にします。ちょうどよいなめらかさにするには、リンゴの水分量をみて、アーモンドオイルの量を加減したほうがよいでしょう。

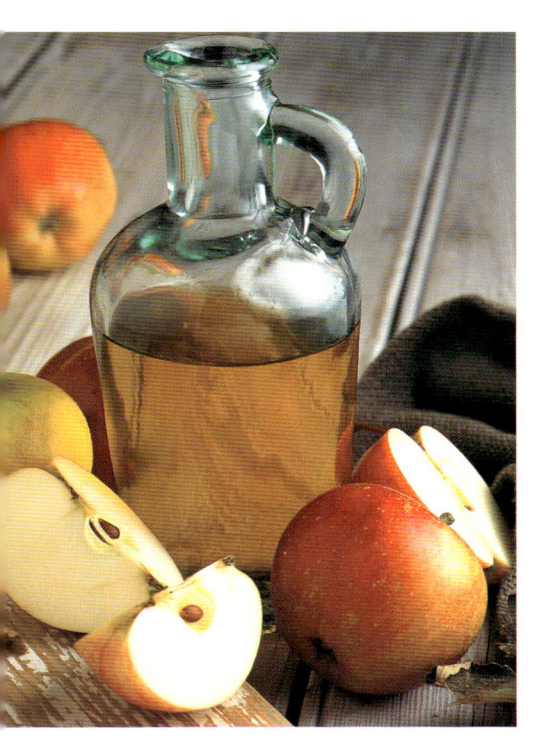

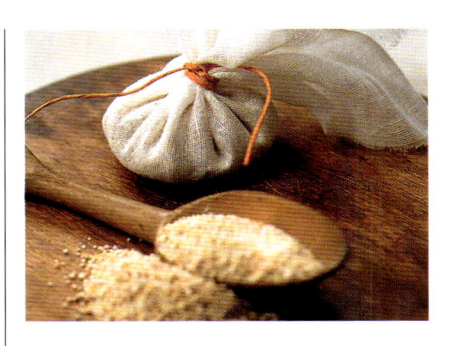

上：新鮮な素材は食べてもおいしく、天然のスキンケアにも使えます。

オートミールのフットマスク

粉末状のオレンジの皮（または粉末アーモンド）が入るため、きめの粗いマスクになります。粉末類に混ぜるのは、脂性肌ならヨーグルト、乾燥肌ならアーモンドオイルにしましょう。

細挽きのオートミール　10㎖
粉末状のオレンジの皮（または粉末アーモンド）　30㎖
ヨーグルトまたはアーモンドオイル（ブレンド用）

粉末類を混ぜ合わせ、どろどろのペースト状になるようにヨーグルトかアーモンドオイルを加えます。

右：マスクを洗い流した後、忘れずにオイルかクリームを少し塗りましょう。

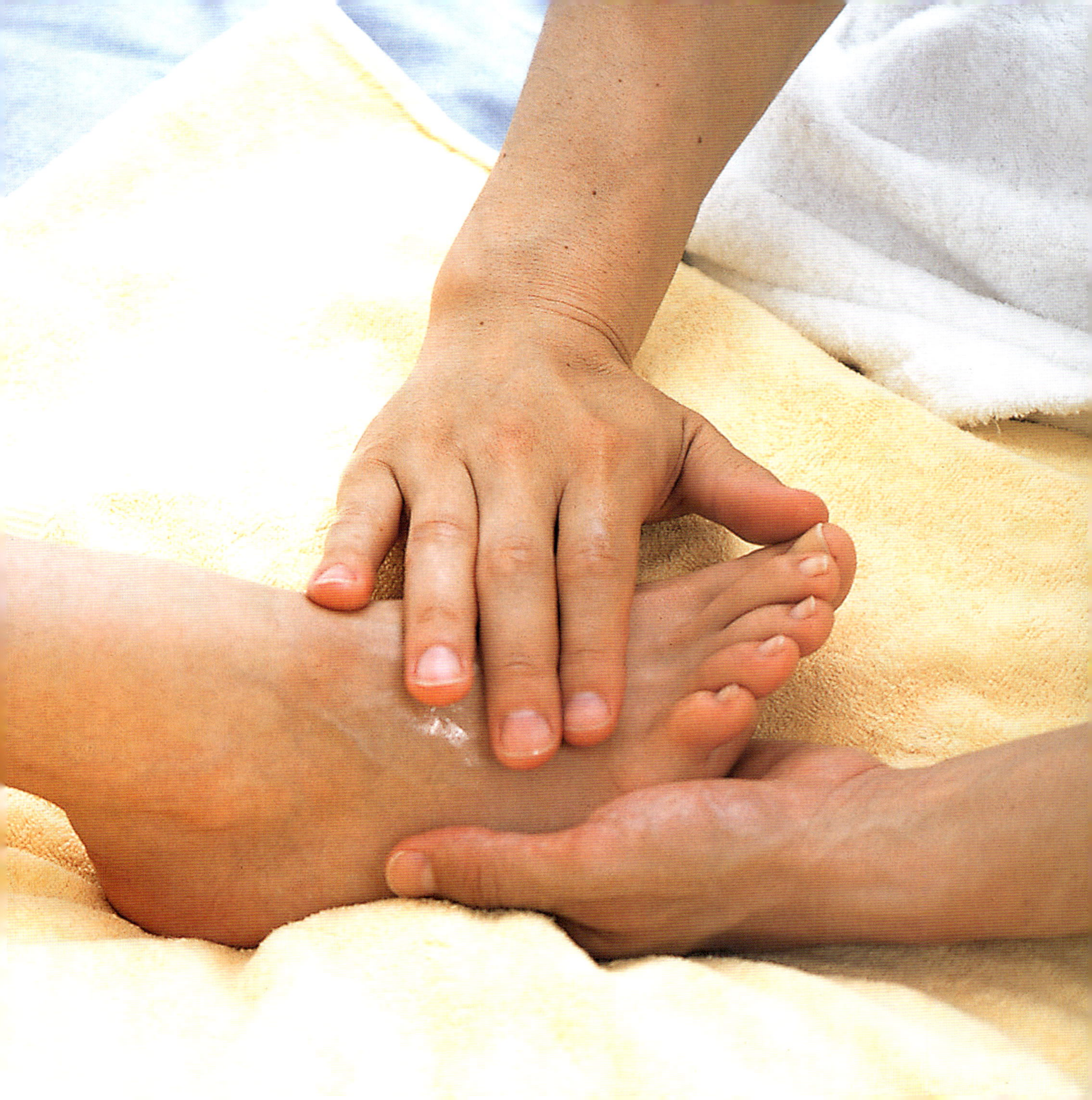

抗菌作用のあるハーブのフットバス

窮屈な靴、特にスニーカーを長時間はいていると、足は菌に感染しやすくなります。
抗真菌作用のあるハーブが不快感を和らげてくれます。

皮膚糸状菌（皮膚に寄生します）に冒された状態、いわゆる"水虫"は、不快感とかゆみをともなう赤いかぶれと、やけつくような感覚を足に引き起こします。この接触伝染性の真菌は、皮膚の接触や感染したタオル、ロッカールームの床、靴下、靴を通じて伝染します。

抗真菌作用のあるフットバス

水虫の症状緩和に適したフットバスです。水虫があるときは、肌のpHバランスがアルカリ性になっています。りんご酢はpHバランスを弱酸性に取り戻してくれます。ミルラ（樹脂）とティートリーにはともに、抗真菌作用があります。アロエベラには保湿成分が多く含まれ、皮膚のさまざまなトラブルを早く治してくれるため、世界中で使われています。やけど、切り傷、あざの手当てにも使われます。

フットバスはそのつど新しく作りましょう。

アロエベラの葉（大きめのものを刻む）　1枚
ラベンダー（乾燥）　25g
マリーゴールドの花（乾燥）　25g
ミルラ（顆粒）　15ml
熱湯　2.5ℓ
ティートリーの精油　10滴
りんご酢　60ml

1. ハーブ類とミルラを熱湯に20分浸します。あら熱をとってから、写真のようにモスリン（チーズクロス）でこしたものを、人肌になるまで弱火で熱します。
2. ティートリーオイルとりんご酢を加えます。
3. このブレンドをフットバスに入れ、15分ほど足を浸します。フットバスの後、タルクか抗真菌性のパウダーを足にはたいて、水気を取ります。コットンかウールの靴下を必ず履き、日に2回は履きかえます。

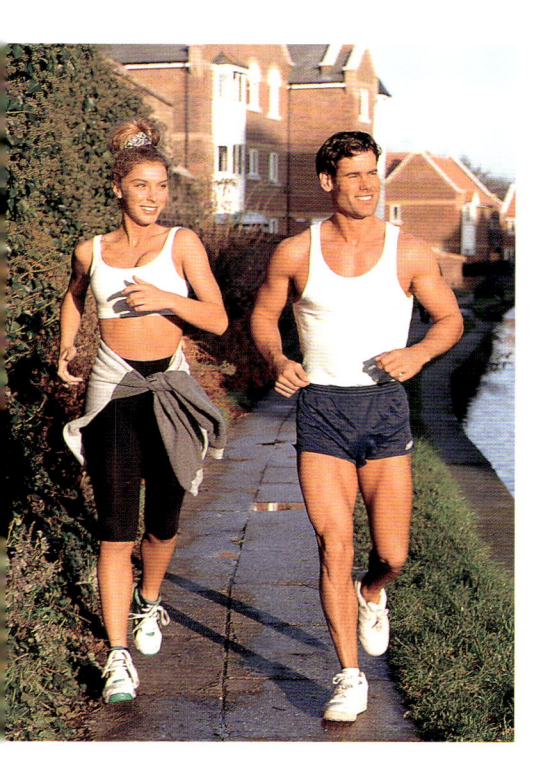

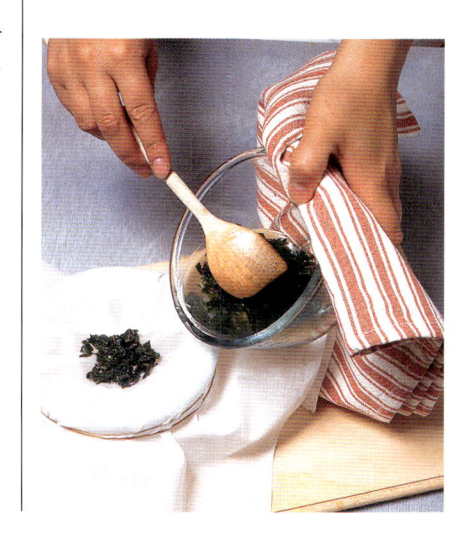

上：ジョギングやウォーキングを日課にしている人は、足を清潔に保つ習慣を持ちましょう。

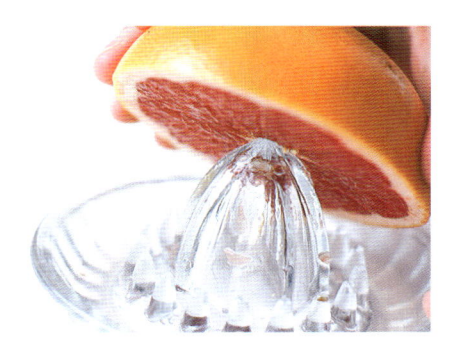

セージとグレープフルーツのフットバス

　セージの生の葉には抗菌作用があるので、感染予防に効果的なフットバスです。気分を高揚させる香りのグレープフルーツには、強力な洗浄作用とともに、毛穴を開く働きもあります。

セージの葉(生)　25g
水　2.5ℓ
グレープフルーツ(果汁)　1個分　またはグレープフルーツの精油　10滴

1. セージの葉を水に入れ、20分ほど弱火で煎じます。冷ましてから、モスリン(チーズクロス)でこします。
2. こしたものをボウルに入れ、グレープフルーツの果汁かグレープフルーツオイルを加えます。よくかき混ぜ、洗った足につけます。

右:感染や真菌を防ぐには、足をよく乾かすこと。

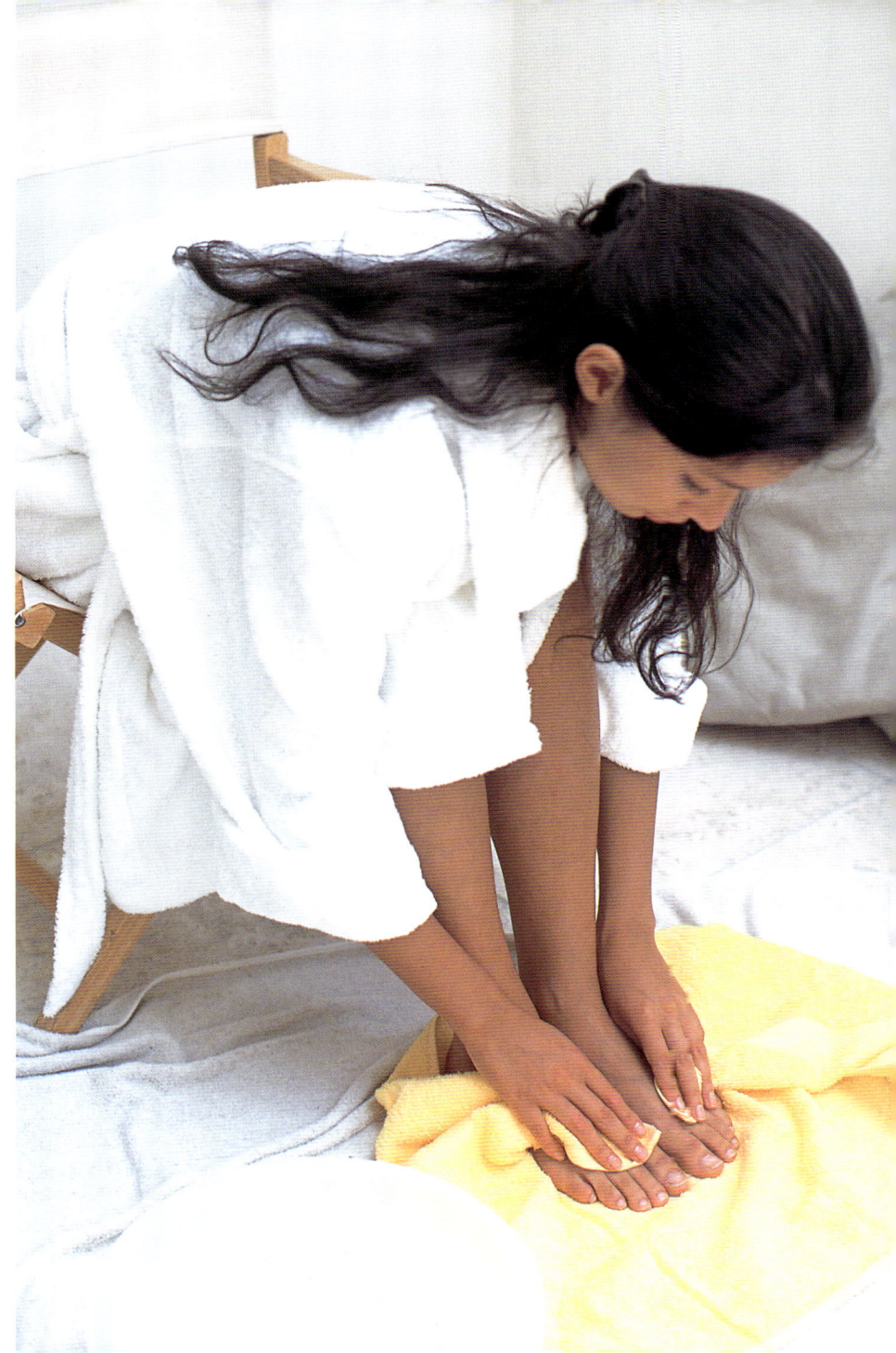

高血圧を下げるレシピ

ここでご紹介するのは、忙しい1日の疲れを癒してくれる、リラックス効果のあるフットバスです。
一時的に高血圧を引き起こす過度のストレスを減らし、慢性的な体の不調を緩和してくれます。

高血圧は症状がなく、気づかないことが多いので、定期的に健康診断を受けることが大切です。高血圧だと診断されたら、治療は患者によってさまざまですから、医師に相談してください。特にストレスからくる高血圧の場合、精油が血圧を下げると言われています。

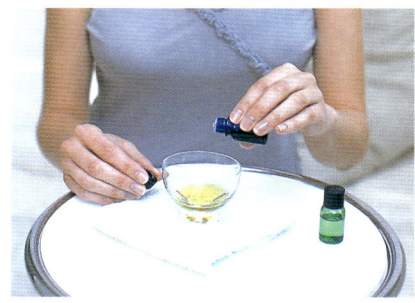

メリッサとラベンダーのフットバス

メリッサは不安を鎮めて神経を落ち着かせ、血圧を下げると言われています。

メリッサの精油　3滴
ラベンダーの精油　3滴
イランイランの精油　3滴

1. 人肌のお湯を大きめの洗面器に4分の3まで注ぎます。
2. ブレンドした精油を少しずつお湯に垂らして、むらなくかき混ぜます。最低10分は足を浸します。

リラックスタイムをつくる

フットバスの後は、全身をリラックスさせる時間をつくって、ちょっとしたアフターケアに身をゆだねるととても効果があります。

足をタオルでよくふき、静かな場所を選んで30分ほど休みます。目を閉じて瞑想か空想をする、心が落ち着く音楽を聴く、本を読む、それだけでいいのです。不安が鎮まり、人生に希望がわいてくるような、リラクセーションのためのCDやテープがいくらでも手に入ります。

ストレスを最小限に抑え、周りの人や状況に対する感情や反応を自分の意志でコントロールしようとすることで、心身を健やかに保つことができます。このように頭がすっきり冴えてくると、決断力のある行動をとれ、自分にとって本当に大事なことに集中できるでしょう。

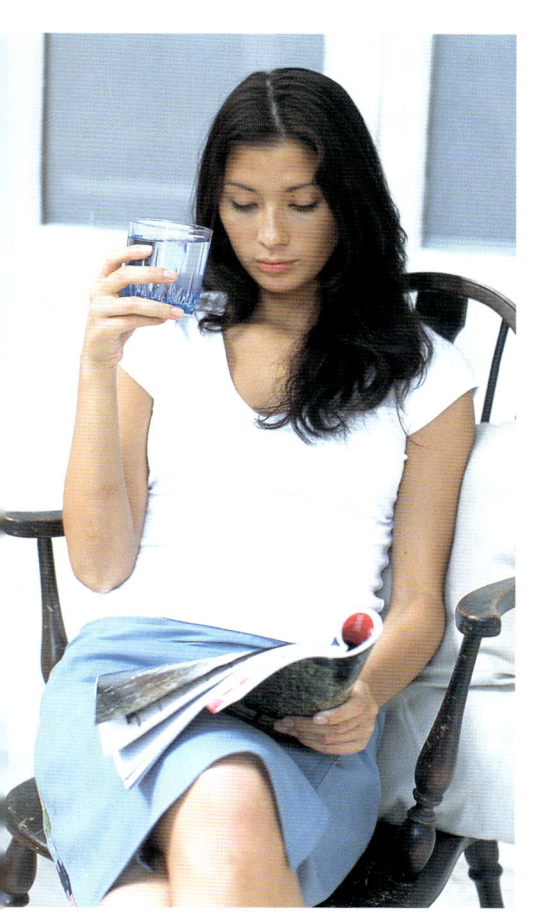

リラックスタイムをつくると、血圧が下がり、寿命が延びます。

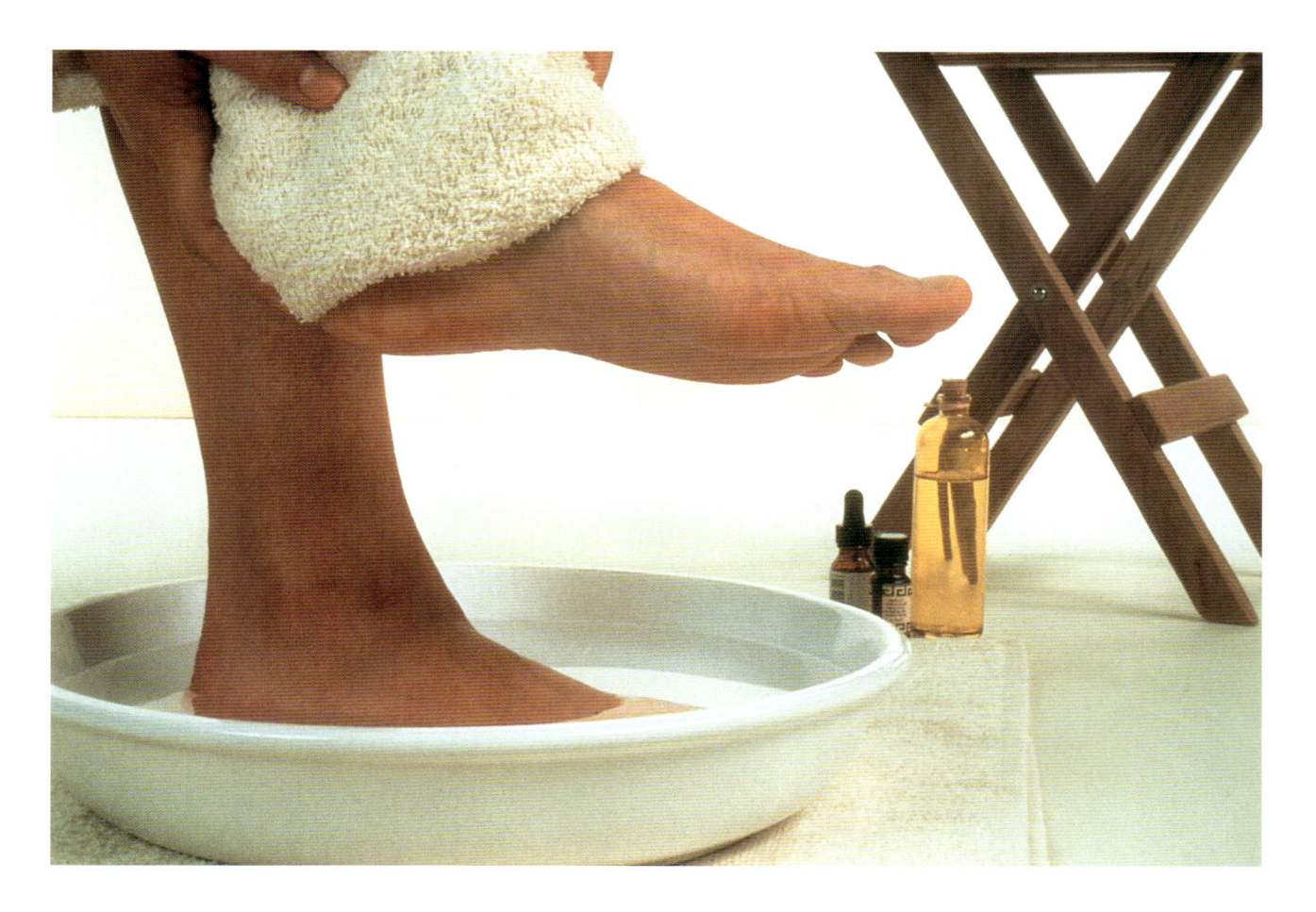

クラリセージの湿布

この湿布には、血圧を下げるクラリセージと、体液がたまって起こる足首のむくみを和らげるプチグレンが含まれています。小さめのハンドタオルか布巾を使用します。最大限の効果を上げるために、トリートメントの間は必ずリラックスしましょう。

人肌のお湯　300㎖
クラリセージの精油　2滴
プチグレンの精油　2滴

1. 洗面台か大きめのボウルに人肌のぬるま湯をはります。
2. 精油を垂らし、むらなくかき混ぜます。
3. その中でタオルまたは布巾を湿らせ、足を包みます。椅子に座って10〜15分リラックスします。

注意：クラリセージは妊娠3ヵ月以内の人、お酒を飲んだ人には使わないでください。量が多いと、頭痛を起こすことがあります。

栄養たっぷりのラベンダーのモイスチャライザー

足は酷使されて潤いが不足がちなもの。足の裏やかかとは特に、手入れを怠って乾燥がひどくなります。このリッチなオイルは、健康でやわらかく、タコのない足を保ってくれます。

寒暖が厳しい時には特に、足に潤いが必要です。寒さの厳しい冬場には、肌が赤くなり、足がひりひりしてかゆくなります。夏場にサンダルをはくと、足は灼熱の日差し、ほこり、砂、土、そしてプールの塩素にもさらされ、肌がかさかさしてひび割れます。

ラベンダーのモイスチャライザー

軟化作用のある純正のアーモンドオイルと、細胞を活性化するラベンダーがブレンドされた香りのよいモイスチャライザーです。カモミールも入っているので、肌の乾きを和らげます。このレシピで約50mlできますが、残った分は栓付きのガラスビンに入れて保存できます。毛穴が開いて湿った状態の肌に塗りましょう。

アーモンドオイル　45ml
小麦胚芽オイル　1.5ml
ラベンダーの精油　15滴
カモミールの精油　5滴

1. アーモンドオイルと小麦胚芽オイルをガラスビンに入れ、精油を垂らしてやさしく振り混ぜます。これを冷暗所で保存します。夏場なら、冷蔵庫に入れてもよいでしょう。肌のほてりを冷ましてくれるケアになります。

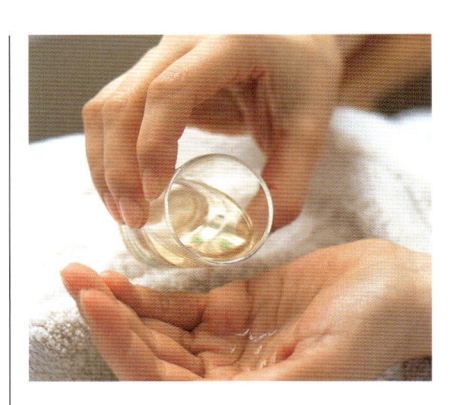

2. 塗る時は、手のひらに少量取り、こすり合わせて温めます。足と脚につけ、ローションが完全に浸透するまでやさしくマッサージします。全身のモイスチャライザーとしても使えます。そのまま上向きに胴、首、そして腕、手へとマッサージしていけばよいだけです。

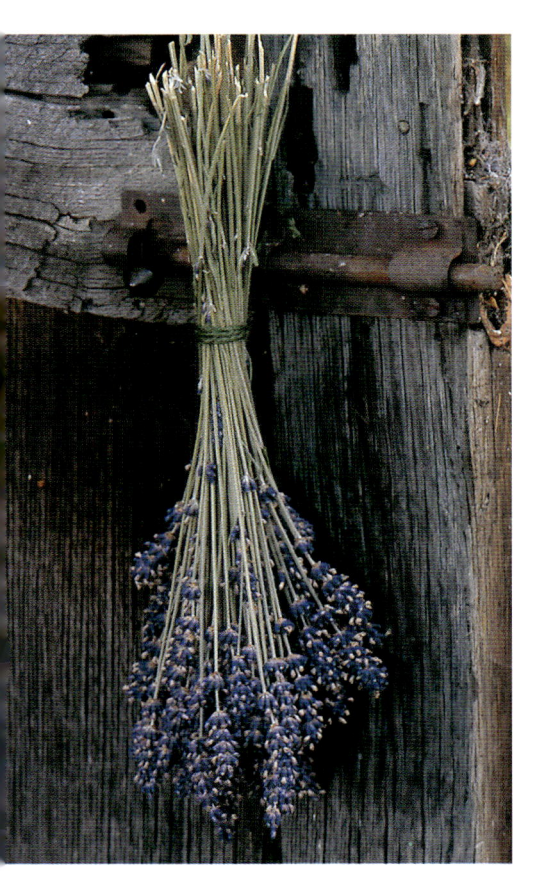

上：モイスチャライザーに加えるには、ラベンダーオイルが理想的です。ラベンダーオイルには心を落ち着かせる香りと肌を癒す作用があります。

右：こまめに潤いを与えることによって、ひびから足を守ることができます。念入りなケアをするなら、マッサージを組み合わせるとよいでしょう。

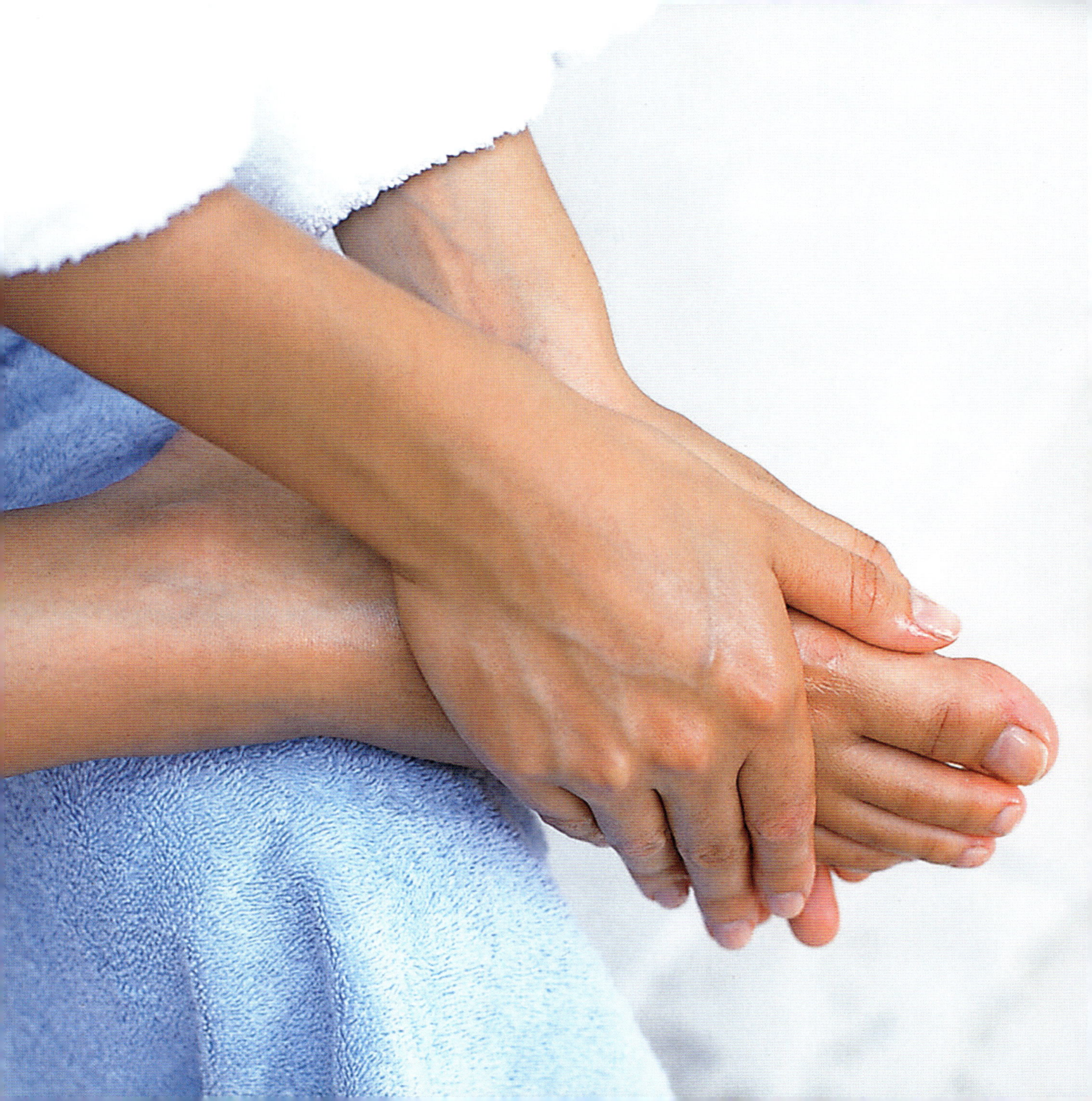

香りのよいフットスプレー

感覚に働きかけて元気を回復させるスプレーです。
眠っている感覚を呼びさますような香気が弱まったエネルギーを回復させ、気分をたちまち高めてくれます。

花のもつ元気づけのパワーは何世紀にもわたって知られてきました。花とハーブの香りがもつヒーリング効果と元気を回復させる作用はそれぞれ違いますが、即座に心の作用を促す効果は共通しています。春、花屋や香りの漂う庭を通りかかるだけで、すぐに元気がでてきます。

幸福感をもたらす
ジャスミンのスプレー

優雅な香りの代表であるジャスミンには幸福感をもたらす作用があり、ものうく落ち込んでいるときに気分を高めてくれます。このジャスミンオイルのスプレーは、季節を問わず使うことができ、人生のすばらしい出来事を一瞬のうちに思い出させてくれます。このレシピで約30㎖できます。足に直接スプレーしても、温湿布にしてもよいでしょう。

ローズーウォーター　20㎖
オレンジフラワーウォーター　5㎖
ウォッカ　5㎖
ジャスミンの精油　7滴
クラリセージの精油　5滴

1. 30㎖入りのスプレー容器にすべての材料を入れ、振ります。使う際には、足の下に大きめのタオルを敷いて、足全体にスプレーします。
2. 次に、小さめのハンドタオルにスプレーし、そのタオルを湯たんぽにかぶせます。
3. 湯たんぽを床に置き、その上に足をのせてリラックスします。

下：ジャスミンの生花がもつ香りには、五感を喜ばせる作用があり、媚薬としての効き目もあると言われています。

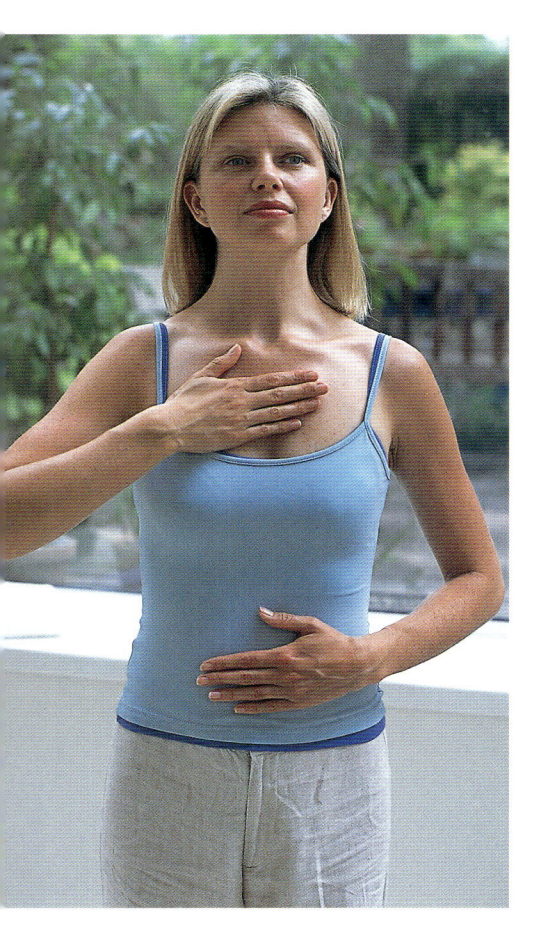

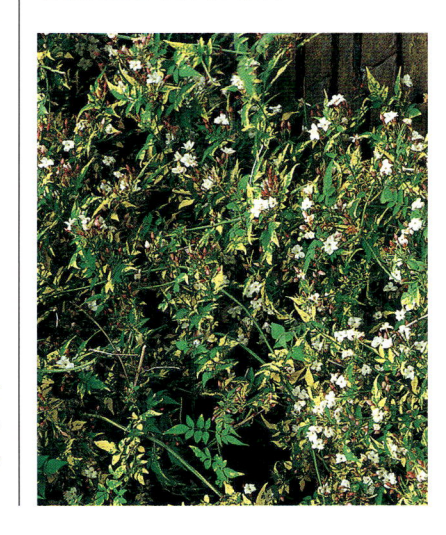

上：自然の花の香りを利用したフットスプレーは、五感を刺激します。

右：ベッドタイムのスプレーをベッドで使うと、すぐに眠りに落ちます。

ベッドタイムのオイルスプレー

精油を変えると、このスプレーを違ったブレンドにできます。たとえば、ベルガモット、クラリセージ、ゼラニウム、レモンのブレンドは洗浄剤になり、トレーニング後に使うのにぴったりです。

グレープシードオイル　25㎖
アーモンドオイル　25㎖
ホホバオイル　20㎖
ローズウォーター　10㎖
グリセリン　10㎖
ラベンダーとカモミールの精油　20滴

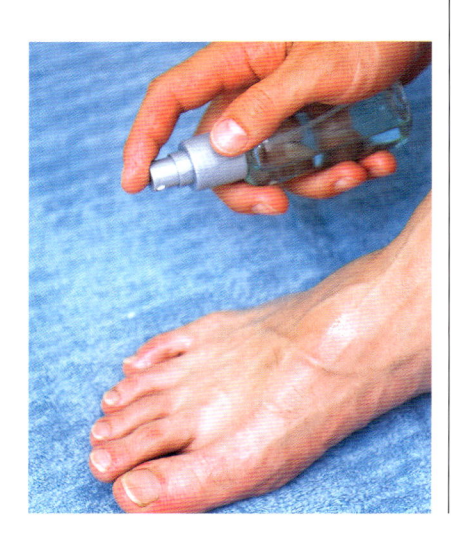

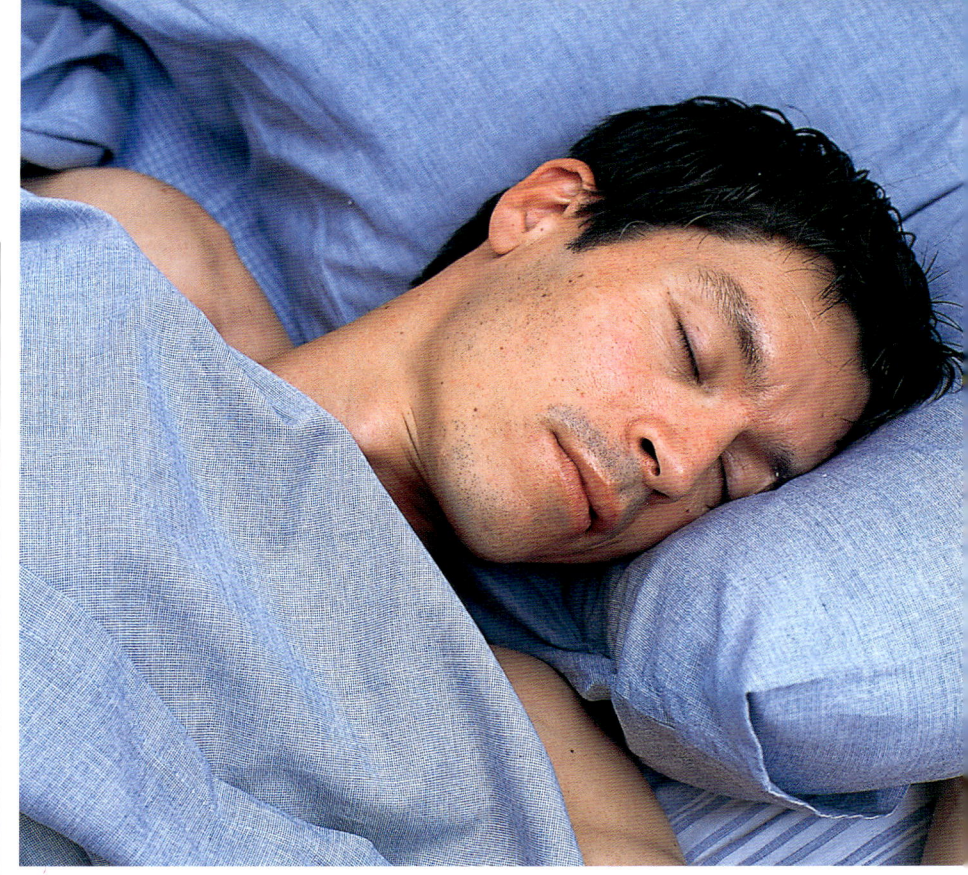

1. 上から5つ目までの材料を混ぜ合わせてから、精油を入れてよくかき混ぜます。
2. 100㎖入りの清潔なスプレー容器に移し替えます。
3. 塗る際には、足の下に大きめのタオルを敷き、まず清潔な大きめのティッシュに、それから右足の甲にスプレーします。
4. ティッシュを足の甲にのせ、左足の裏で肌にオイルをやさしくすりこみながら、右足の甲をこすります。
5. 左足にも繰り返すと、両足の甲と裏がほのかに香ります。
6. 今度は、右足の外側の側面を下向きにします。左足の裏で右足の裏をマッサージしてから、足を代えます。
7. 最後に、両足の裏をタオルにこすりつけ、オイルのつけ残しがないようにします。横になって目を閉じ、リラックスします。すでにベッドに入っていたら、明かりを消して、心地よく眠れる態勢に入ります。

索引

あ
足　6-7
足首　31
足の痛みにハーバルフットバス　44
足を即座に生き返らせる　28-9
いぼ　18
ウォームアップ　6,26-7
ウオノメ　31
潤いを与える　60
エクササイズ　6,23
　　足をしなやかに　14-15
　　血行をよくする　16-17
　　ストレス緩和　32-3
　　土踏まずを強化する　12-13
オートミールのフットマスク　54
オレンジとアーモンドの
　　フットスクラブ　46

か
香りのよいフットスプレー　62-3
筋肉　6,7,48
筋肉の痛みを和らげる　48
逆転のポーズ　17
靴　6,10
クラリセージの湿布　59
クリーム　7,51
血行　6,7,16-17
　　血行をよくする　48
高血圧を下げる　58-9
抗真菌作用のあるフットバス　56
幸福感をもたらすジャスミンの
　　スプレー　62
心を落ち着けるベッドタイムの
　　マッサージ　40-1

さ
指圧　6,8,36-7
姿勢　10-11
スクラブ　46-7
ストレス　23,58
　　ストレス緩和　32-3
ストレッチ　6,8,14
スポーツの後のクールダウン用
　　パウダー　52
セージとグレープフルーツの
　　フットバス　57
精油（オイル）　7,24,45,63
　　アロマセラピーの精油
　　　48-9

た
タコ　31
立つ　10
ダンスのステップ　15
冷たい足を温める　16
手足治療の専門医　31
ティートリーとレモンの
　　フットクリーム　51
トレーニング後のエクササイズ　34-5

は
肌を冷やしてリフレッシュさせる　49
花の香りのフットクリーム　51
パウダー　7,52-3
皮膚　23
　　角質をやわらかくする　30-1
　　パッチテスト　24
皮膚の角質を柔らかくする　30-1
日焼け止め6
ピラティス　6,12-13
フットバス　16,44-5,56-7,58
ベッドタイムのオイルスプレー　63
ペディキュア　7,38-9
ホームスパ　23,24-5
ホホバとグリセリンのフットスクラブ　47

ま
マスク　7,54
マッサージ　6,7,8,18—19、23,
　　28-9,40-1
水虫　13,56
ミントのフットバス　45
向こうずね　31
メリッサとラベンダーのフットバス　58
免疫を高める指圧　36-7

や
ヨーガ　10,17

ら
ラベンダーの精油　45
ラベンダーのモイスチャライザー　60
リフレクソロジー　6,8,20-1
リンゴとハチミツのフットマスク　54
レモンバーベナとラベンダーの
　　フットバス　45
ローズパウダー　53

---

home spa feet
ホームスパ
足を癒す

発　　行　　2005年11月1日
本体価格　　1,600円
発 行 者　　平野　陽三
発 行 所　　産調出版株式会社
　　　　　　〒169-0074 東京都新宿区北新宿3-14-8
　　　　　　TEL.03(3363)9221　FAX.03(3366)3503
　　　　　　http://www.gaiajapan.co.jp

Copyright SUNCHOH SHUPPAN INC. JAPAN2005
ISBN 4-88282-451-5 C0077
Printed and bound in China

著　　者：　**トレイシー・ケリー**(Tracey Kelly)
健康や幸せな暮らしをテーマに、数多くの書籍・雑誌で執筆や編集をおこなう。"Peaceful Meditations"、"50 Natural Ways"シリーズの"Better Sleep" "Stay Young" "Relieve PMS" "Detox Naturally" "Energies Naturally"などの著書がある。

翻 訳 者：　**ハーパー 保子**(やすこ)
関西大学法学部法律学科卒業。訳書に『ヘルシー食材図鑑』『フィットネス健康療法ガイド』『ナチュラルに高める免疫力』(いずれも産調出版)など。

落丁本・乱丁本はお取り替えいたします。
本書を許可なく複製・転載することは、
かたくお断わりします。

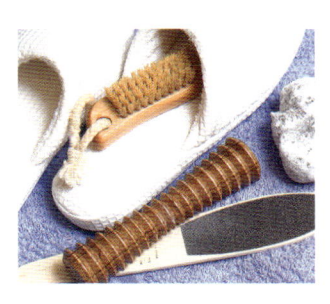

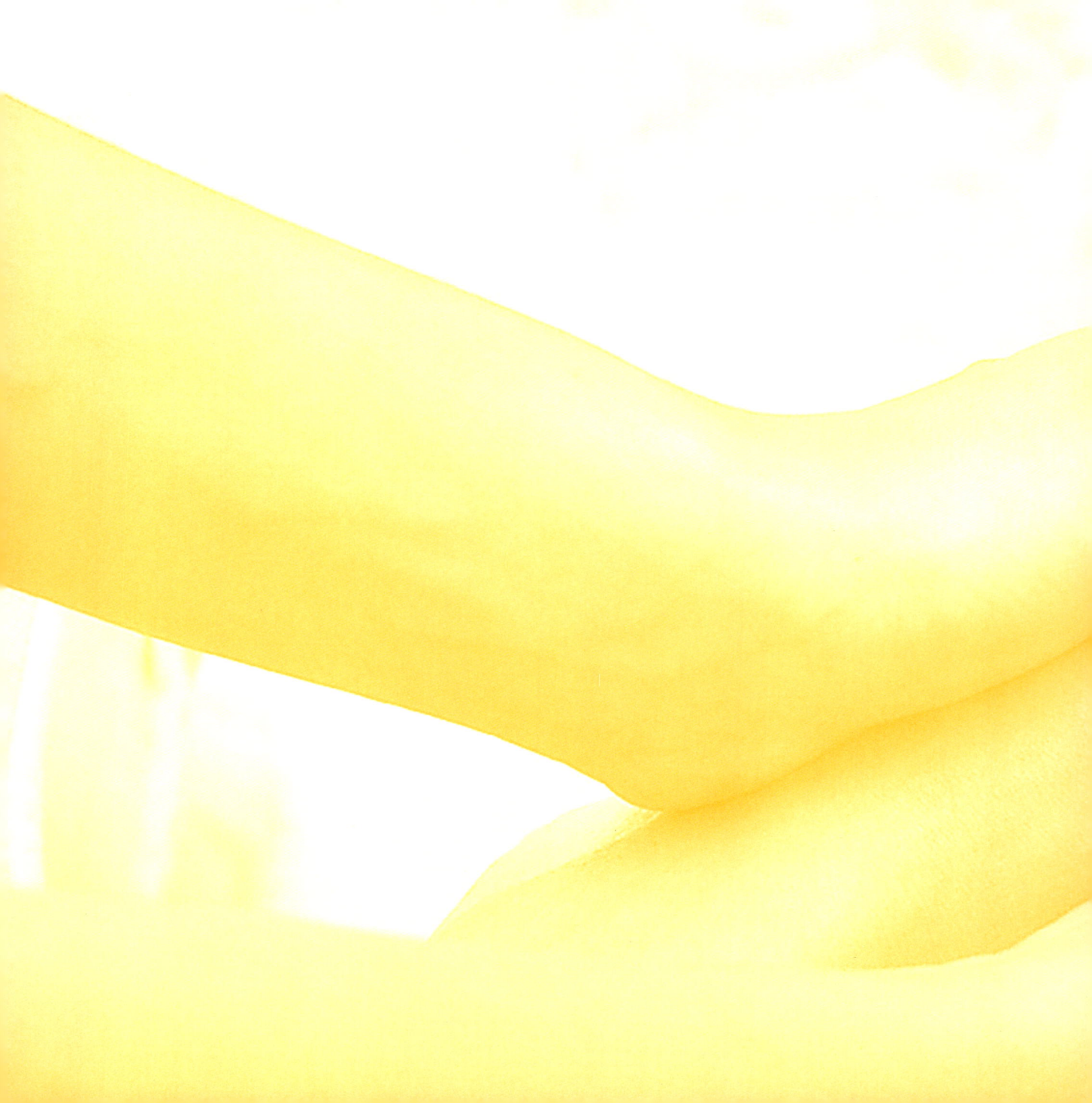